U0244742

ZHONGYAOXUE YAOWU
SUREN SUCHA XIAOHONGSHU

中药学药物
速认速查小红书

主编　周重建

天津出版传媒集团

天津科学技术出版社

图书在版编目（CIP）数据

中药学药物速认速查小红书 / 周重建主编. --天津:
天津科学技术出版社，2021.7（2022.1重印）
ISBN 978-7-5576-9468-5

Ⅰ. ①中… Ⅱ. ①周… Ⅲ. ①中药学－基本知识
Ⅳ. ①R28

中国版本图书馆CIP数据核字(2021)第120761号

中药学药物速认速查小红书
ZHONGYAOXUE YAOWU SUREN SUCHA XIAOHONGSHU
责任编辑：胡艳杰

出　　版：	天津出版传媒集团
	天津科学技术出版社
地　　址：	天津市西康路 35 号
邮　　编：	300051
电　　话：	(022) 23332695
网　　址：	www.tjkjcbs.com.cn
发　　行：	新华书店经销
印　　刷：	北京兰星球彩色印刷有限公司

开本 889×1194　1/64　印张 10.5　字数 300 000
2022 年 1 月第 1 版第 3 次印刷
定价：88.00 元

编委会名单

前言

QIAN YAN

　　中草药作为宝贵的天然药物资源，受到了世界人民的青睐，始终吸引着世界的目光，同时，其纯天然特性也是中医区别于其他医学的重要标志。现如今，越来越多的人倾向于选择用中草药来预防和治疗疾病、做美容美体和日常保健。目前，全国各地使用的中草药品种已有 5000 余种。基于此，编者从人们的日常生活出发，结合现代人们生活特征，本着科学严谨的态度，从中草药宝库中精选了 300 多种常见中草药，编成了这本《中药学药物速查速认小红书》。

　　本书按药材功效分类，分为：解表药、清热药、泻下药、祛风湿药、化湿药、利水渗湿药、温里药、理气药、消食药、驱虫药、止血药、活血化瘀药、化痰止咳平喘药、安神药、平肝息风药、开窍药、补虚药、收涩药、涌吐药、杀虫止痒药 20 大类。书中采用图文对照的形式精心编排，从基源、性味归经、功效、临床应用、性能特点、用法用量等多个方面详细介绍，内容翔实，通俗易懂，方便人们在日常生活中识别和应用中草药。书中还针对各种中草药标注了使用注意事项，以提醒读者，便于大家能够更加安全地使用药材。同时，本书还选取了600多幅高清彩色照片，便于读者查找和识别。通过彩色照片和文字的相互对照，使广大读者能够轻松、快速、准确地识别与应用常用中草药。

我们衷心希望本丛书在传承和传播优秀中医药文化、普及中医药知识、提高医疗保健水平、保障人民健康、保护和开发中草药资源等方面都能发挥积极作用。需要特别提醒的是：广大读者朋友在阅读和应用本书时，如果想要按照书中所列功效应用药材，必须要在专业医师的指导下正确使用，以免造成不必要的伤害！

希望本丛书的面世能够起到抛砖引玉的作用，更希望有越来越多的有识之士能够加入我们的行列，为我国中医药文化的传承和传播出谋划策，为人类的健康事业贡献自己的力量。

编　者

目录
MU LU

解表药

清热药

泻下药

祛风湿药

化湿药

利水渗湿药

安神药

解表药

JIE BIAO YAO

发散风寒药 发散风热药

MA HUANG

麻黄

基　原　本品为麻黄科植物草麻黄*Ephedra sinica* stapf、中麻黄*Ephedra intermedia Schenk* et C. A. Mey或木贼麻黄*Ephedra equisetina* Bge.的干燥草质茎。

性味归经　辛、微苦，温。归肺、膀胱经。

功　效　发汗解表，宣肺平喘，利水消肿。

临床应用　外感风寒，发热头痛；咳嗽气喘；风水水肿等。

性能特点　本品善于宣肺气，开腠理，透毛窍，为辛温解表之峻剂，发汗力强，被称为"发汗解表第一药"；主入肺经，又能宣通肺气，以止咳平喘，为治疗肺气壅遏所致咳喘的要药。

用法用量　内服：煎服，2～10克。

使用注意　表虚自汗、阴虚盗汗及肺肾虚喘者均慎用。

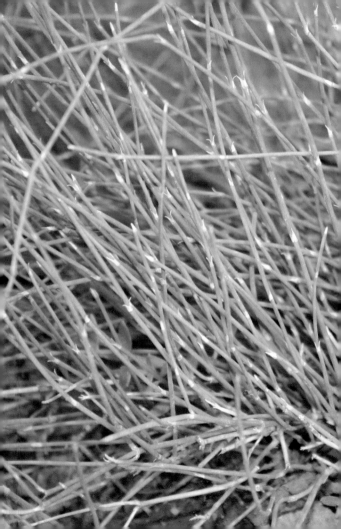

紫苏叶

基　　原　本品为唇形科植物紫苏 *Perilla frutescens*
（L.）Britt.的干燥叶（或带嫩枝）。

性味归经　辛，温。归肺、脾经。

功　　效　解表散寒，行气和胃。

临床应用　气滞，恶心呕逆；胸闷呕吐，妊娠呕吐。

性能特点　本品发汗解表散寒之力较为和缓，轻证
可以单用，重证须与其他发散风寒药合用。既能发汗解
表，又善行气宽中而止呕、安胎。

用法用量　内服：煎服，5～10克。

使用注意　温病及气弱表虚者忌服。

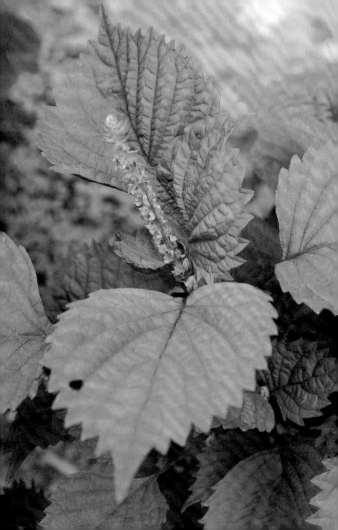

生姜

基　原　本品为姜科植物姜*Zingiber officinale* Rosc.的新鲜根茎。

性味归经　辛，微温。归肺、脾、胃经。

功　效　解表散寒，温中止呕，化痰止咳，解鱼、蟹毒等。

临床应用　风寒感冒；胃寒呕吐；寒痰咳嗽。

性能特点　本品能解表散寒，但作用较弱；又能温胃散寒，和中降逆，为止呕良药，素有"呕家圣药"之称，随证配伍可治疗多种呕吐，尤以胃寒呕吐最宜。

用法用量　内服：煎服，3～10克，或捣汁服。

使用注意　阴虚内热及热盛者忌服。

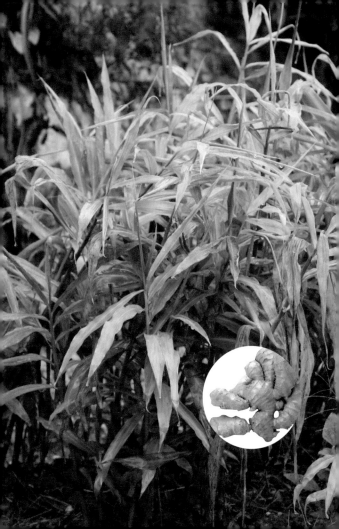

防风

基　原　本品为伞形科植物防风 *Saposhnikovia divaricata*(Turcz.) Schischk的干燥根。

性味归经　辛、甘，微温。归膀胱、肝、脾经。

功　效　祛风解表，胜湿止痛，止痉。

临床应用　外感风寒、风湿；风疹瘙痒，风湿痹痛；破伤风。

性能特点　本品性升散，以祛风为主，为治风通用之品。且甘缓不峻，药力和缓，故外感风寒、风湿、风热表证及风疹瘙痒均可配伍使用；又能胜湿止痛，为较常用之祛风湿、止痹痛药。

用法用量　内服：煎服，5～10克。

使用注意　阴血亏虚、热病动风者慎用或忌用。

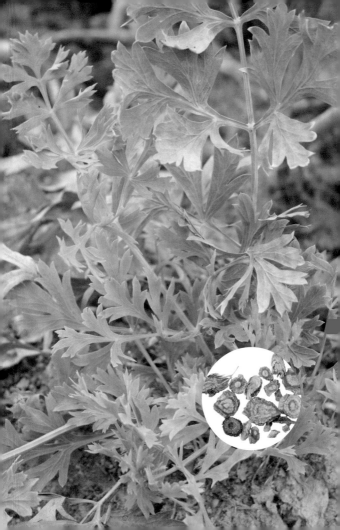

羌活

基　原　本品为伞形科植物羌活 *Notopterygium incisum* Ting ex H. T. Chang 或宽叶羌活 *Notopterygium franchetii* H.deBoiss.的干燥根茎和根。

性味归经　辛、苦，温。归膀胱、肾经。

功　效　解表散寒，祛风除湿，止痛。

临床应用　风寒感冒，头痛项强；也可用于风寒湿痹、肩背疼痛等。

性能特点　本品善于升散发表，有较强的解表散寒、祛风胜湿、止痛之功。以治外感风寒夹湿表证，见头痛、身痛者疗效最佳。

用法用量　内服：煎服，3～10克。

使用注意　阴虚血热者须慎用。过量应用，易致呕吐。脾胃虚弱者不宜服用。

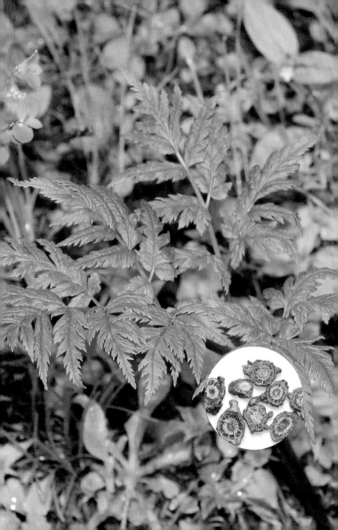

白芷

基　原　本品为伞形科植物白芷*Angelica. dahurica* (Fisch.ex Hoffm.) Benth.et Hook.f.或杭白芷*Angelica dahurica*（Fisch.ex Hoffm.）Benth.et Hook.f. var. *formosana*（Boiss.）Shan et Yuan的干燥根。

性味归经　辛，温。归胃、大肠、肺经。

功　效　解表散寒，祛风止痛，宣通鼻窍，燥湿止带，消肿排脓。

临床应用　风寒感冒，头痛，牙痛；鼻塞，鼻渊；寒湿带下；疮痈肿痛。

性能特点　本品辛温，气味芳香。辛能发散，温可祛寒，性燥除湿，芳香走窜上达，祛风解表散寒之力较温和，既善散阳明经风寒湿邪，又善于宣通鼻窍、止痛，为治疗风寒感冒、头痛、鼻渊等常用药物。

用法用量　内服：煎服，3～10克。

使用注意　阴虚血热者慎服。

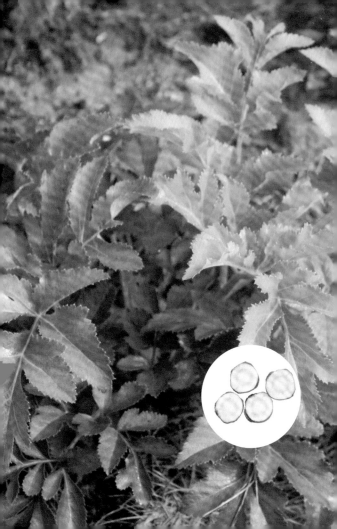

细辛

基　　原　本品为马兜铃科植物北细辛 *Asarum heterotropoides* Fr. Schmidt var. *mandshuricum*（Maxim.）Kitag.、汉城细辛 *Asarum sieboldii* Miq. var. *seoulense* Nakai 或华细辛 *Asarum sieboldii* Miq.的干燥根和根茎。

性味归经　辛，温；有小毒。归心、肺、肾经。

功　　效　解表散寒，祛风止痛，宣通鼻窍，温肺化饮。

临床应用　风寒感冒，阳虚外感；头痛牙痛，风湿痹痛；鼻渊，鼻鼽；痰饮喘咳。

性能特点　本品芳香透达，通彻表里上下，散寒力强。能外散风寒而解表邪，内能化寒饮而止喘咳，散寒通经脉而善于止痛，辛散透达而宣通诸窍。

用法用量　内服：煎服，1～3克；散剂每次服0.5～1克。外用：适量。

使用注意　阴虚阳亢头痛、肺燥伤阴干咳者忌用。不宜与藜芦同用。细辛用量过大或煎煮时间过短，易引起中毒。

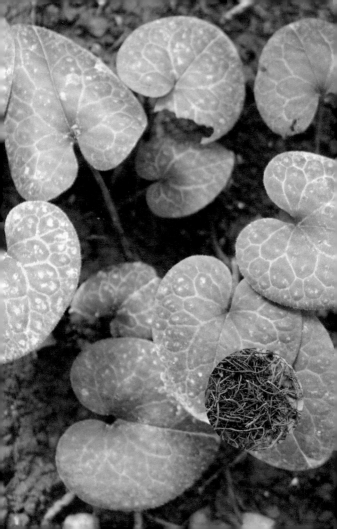

辛夷

基　原　本品为木兰科植物望春花*Magnolia biondii* Pamp.、玉兰*Magnolia denudata* Desr.或武当玉兰*Magnolia sprengeri* Pamp.的干燥花蕾。

性味归经　辛，温。归肺、胃经。

功　效　散寒解表，宣通鼻窍。

临床应用　风寒头痛；鼻渊。

性能特点　本品气味芳香质轻，其性升散，解表之力较弱。然入肺经善散肺部风邪而宣通鼻窍，入胃经能引胃中清阳之气上达头脑以止头痛。为治疗鼻渊所致的头痛鼻塞、浊涕长流、不闻香臭之要药。

用法用量　内服：煎服，3～10克，入汤剂宜纱布包煎。外用：适量。

使用注意　阴虚火旺者忌服。

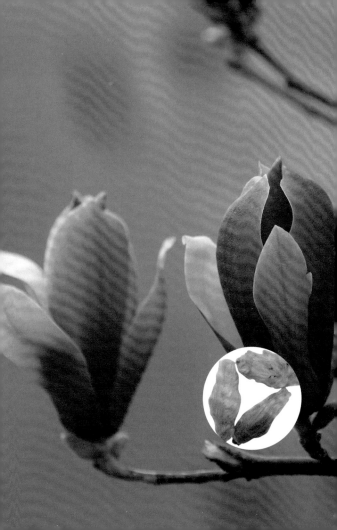

BO HE

薄荷

基　原　本品为唇形科植物薄荷*Mentha haplocalyx* Briq.的干燥地上部分。

性味归经　辛，凉。归肺、肝经。

功　效　疏散风热，清利头目，利咽透疹以及疏肝行气等。

临床应用　风热感冒；头痛目赤，喉痹口疮；麻疹不透，风疹瘙痒；胸胁胀闷。

性能特点　本品辛能发散，凉能清热，轻浮上升，芳香通窍，功善疏散上焦风热，清利头目，利咽喉，透疹毒，为治风热感冒、温病初起头痛目赤、咽喉口疮、麻疹不透、风疹瘙痒常用之品。

用法用量　内服：煎服，3～6克，宜后下。薄荷叶长于发汗，薄荷梗偏于行气。

使用注意　体虚多汗、阴虚血燥者慎用。

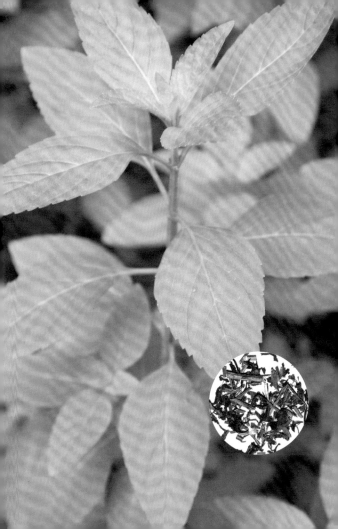

牛蒡子

基　原　本品为菊科植物牛蒡 *Arctium lappa* L. 的干燥成熟果实。

性味归经　辛、苦，寒。归肺、胃经。

功　效　疏散风热，宣肺透疹，解毒利咽。

临床应用　风热感冒，咳嗽痰多；麻疹不透，风疹瘙痒；咽喉肿痛。

性能特点　本品辛散苦泄，寒能清热，升散之中具有清降之性，可疏散风热，发散力不及薄荷，但长于宣肺祛痰、清利咽喉，尤多用治风热感冒见咽喉红肿疼痛，或咳嗽痰多不利者。

用法用量　内服：煎服，6～12克，入汤剂宜捣碎；炒用滑肠之弊及寒性略减。

使用注意　性寒滑肠、气虚便溏者慎用。

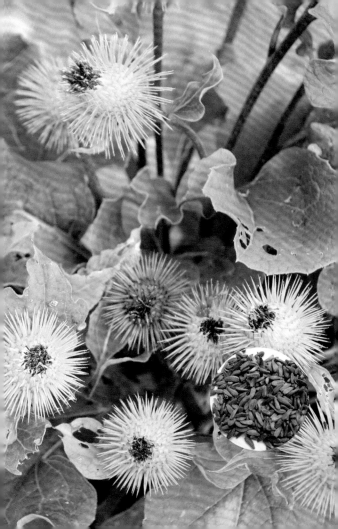

桑叶

SANG YE

基　原　本品为桑科植物桑Morus alba L. 的干燥叶。

性味归经　甘、苦，寒。归肺、肝经。

功　效　疏散风热，清肺润燥，清肝明目。

临床应用　风热感冒；肺热咳嗽，燥热咳嗽；头晕头痛，目赤昏花。

性能特点　本品轻清疏散，甘寒清润，入肺经，其疏散风热作用较为缓和，但又能清肺热、润肺燥，故可治风热感冒、温病初期、肺热咳嗽、燥热咳嗽。

用法用量　内服：煎服，5～10克，或入丸、散。外用：煎水洗眼。蜜炙桑叶能增强润肺止咳的作用，故肺燥咳嗽多用蜜制桑叶。

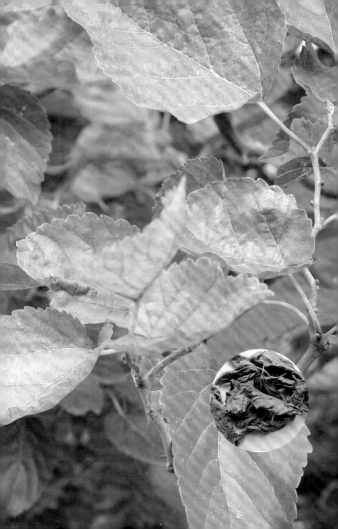

菊花

基　原　本品为菊科植物菊 *Chrysanthemum morifolium* Ramat. 的干燥头状花序。

性味归经　辛、甘、苦，微寒。归肺、肝经。

功　效　疏风清热，平肝明目，清热解毒。

临床应用　风热感冒；肝阳上亢，头痛眩晕；目赤肿痛，眼目昏花；疮痈肿毒。

性能特点　本品芳香疏散，甘寒益阴，苦寒降泄。平肝、清肝明目之力较强，为疏散风热之要药；又能清热解毒。

用法用量　内服：煎服，5～10克。疏散风热多用黄菊花；平肝明目多用白菊花。

使用注意　气虚胃寒、食少泄泻之病，宜少用之。凡阳虚或头痛而恶寒者均忌用。

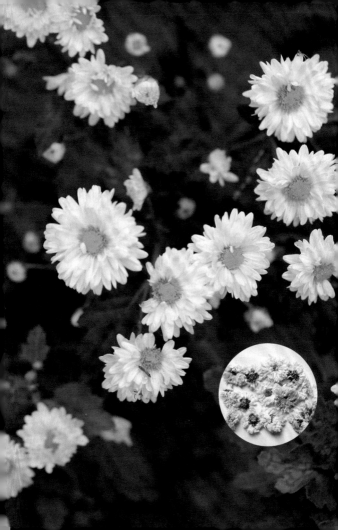

蔓荆子

基　原　本品为马鞭草科植物单叶蔓荆 *Vitex trifolia* L. var. *simplicifolia* Cham. 或蔓荆 *Vitex trifolia* L. 的干燥成熟果实。

性味归经　辛、苦，微寒。归膀胱、肝、胃经。

功　效　疏散风热，清利头目。

临床应用　风热感冒，头昏头痛；目赤肿痛，齿龈肿痛，目暗不明，耳聋耳鸣。

性能特点　本品辛能散风，微寒清热，轻浮上行，解表之力较弱，主散头面之邪，能散风热、清头目、止疼痛，善治风热所致头面部诸证。此外，还具有祛风止痛之功效。

用法用量　内服：煎服，5～10克。外用：适量。

使用注意　血虚有火之头痛目眩及胃虚者慎服。

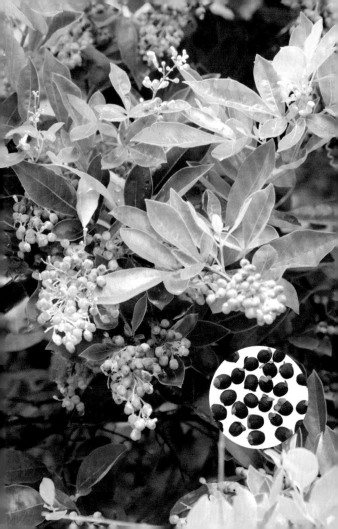

柴胡

基　原　本品为伞形科植物柴胡*Bupleurum chinensie* DC. 或狭叶柴胡*Bupleurum scorzonerifolium* Willd. 的干燥根。

性味归经　辛、苦，微寒。归肝、胆、肺经。

功　效　疏散退热，疏肝解郁，升举阳气。

临床应用　感冒发热；肝郁气滞，胸胁胀闷，月经不调；脏器脱垂。

性能特点　本品芳香疏散，可升可散，长于疏解半表半里之邪，又能升举清阳之气，为治疗少阳证之要药。

用法用量　内服：煎服，3～10克。和解退热宜生用，疏肝解郁宜醋炙；升举阳气可生用或酒炙；骨蒸劳热宜鳖血拌炒。

使用注意　肝阳上亢、肝风内动、阴虚火旺及气机上逆者忌用或慎用。

解表药 → 发散风热药

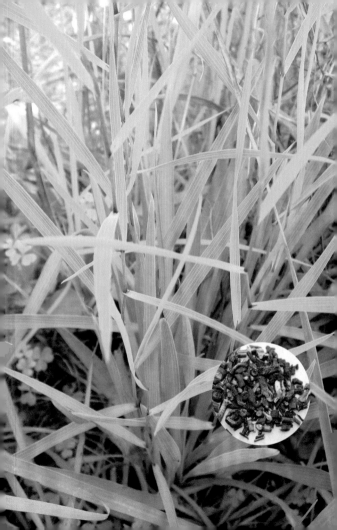

升麻

基　　原　本品为毛茛科植物大三叶升麻 *Cimicifuga heracleifolia* Kom.、兴安升麻 *Cimicifuga dahurica*（Turcz.）Maxim. 或升麻 *Cimicifuga foetida* L. 的干燥根茎。

性味归经　辛、微甘，微寒。归肺、脾、胃、大肠经。

功　　效　发表透疹，清热解毒，升举阳气。

临床应用　风热头痛，麻疹不透；齿痛口疮，咽喉肿痛；崩漏下血。

性能特点　本品轻浮上行，既能升散，又能清泄。能发表透疹，清热解毒，治风热头痛，麻疹不透，胃火上攻之齿痛口疮、咽喉肿痛、阳毒发斑，尤其善于清阳明热毒。

用法用量　内服：煎服，3～10克。

使用注意　阴虚火旺、喘满气逆及麻疹已透者忌用。

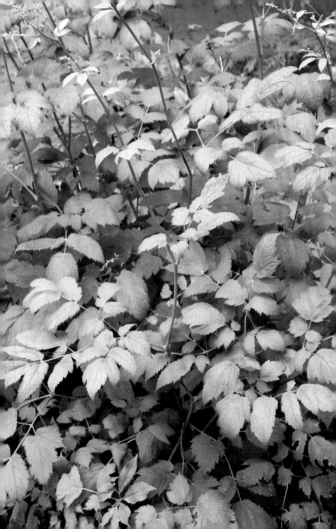

清热药

QING RE YAO

清热泻火药　清热燥湿药

清热凉血药　清虚热药　清热解毒药

石膏

SHI GAO

基　原　本品为硫酸盐类矿物硬石膏族石膏，主含含水硫酸钙（$CaSO_4 \cdot 2H_2O$）。

性味归经　甘、辛，大寒。归肺、胃经。

功　效　清热泻火，除烦止渴。

临床应用　肺热咳喘；胃火牙痛，头痛；疮疡不敛，湿疹，烫伤。

性能特点　本品辛散，解肌透达，大寒清泄里热，尤善清肺、胃二经气分热邪。为清热泻火之要药，温热病气分实热非此不能除；且善清肺热、泻胃火，亦为治肺热咳喘，胃火上攻牙痛、头痛之良药。

用法用量　内服：煎服，5～60克，打碎先煎。外用：适量，研末撒敷患处。清热泻火、除烦止渴宜生用；敛疮、止血宜煅用。

使用注意　脾胃虚寒及阴虚内热者忌用。

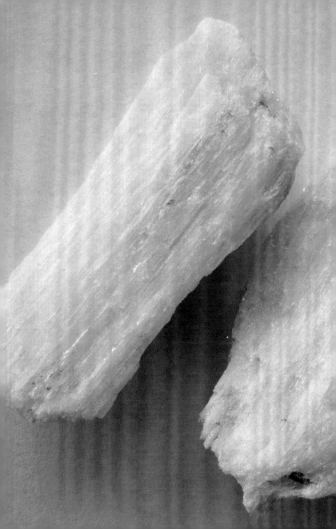

知母

基　原　本品为百合科植物知母 *Anemarrhena asphodeloides* Bge. 的干燥根茎。

性味归经　苦、甘，寒。归肺、胃、肾经。

功　效　清热泻火，滋阴润燥。

临床应用　肺热咳嗽；阴虚消渴；骨蒸潮热；肠燥便秘。

性能特点　本品质润，苦寒清热泻火，甘寒生津润燥。上能清肺润肺，中能泻胃生津，下能滋肾降火。既能清肺胃而泻实火，又善除骨蒸而退虚热，泻火之中长于清润，故火热内盛而津已伤者尤为适宜。

用法用量　内服：煎服，6～12克。清热泻火宜生用；滋阴润燥宜盐水炙用。

使用注意　本品性寒质润，有滑肠作用，故脾虚便溏者不宜用。

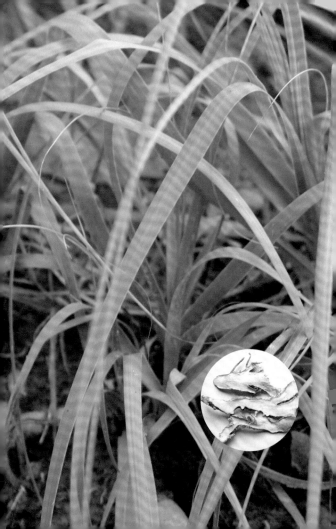

天花粉

基　原　本品为葫芦科植物栝楼 *Trichosanthes kirilowii* Maxim. 或双边栝楼 *Trichosanthes rosthornii* Herms 的干燥根。

性味归经　甘、微苦，微寒。归肺、胃经。

功　效　清热泻火，生津止渴，消肿排脓。

临床应用　热病烦渴，内热消渴；肺热咳嗽或燥咳；疮疡肿毒。

性能特点　本品甘苦而寒，苦寒能清热泻火，甘寒能生津润燥，入肺、胃二经。既善清泄肺胃之实热，又能滋养肺胃之津液，长于润肺燥、养胃阴而止咳。既为治热病伤津口渴及内热消渴之良药，又为治肺热、肺燥咳嗽之常品。

用法用量　内服：煎服，10～15克。

使用注意　本品寒凉性润，脾胃虚寒、大便溏泄者慎服。孕妇慎用。不宜与乌头类药材同用。

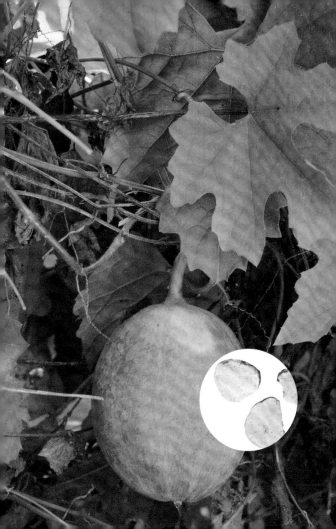

竹叶

基　原　本品为禾本科植物淡竹 *Phyllostachys nigra*(Lodd.) Munro var. *henonis* (Mitf.) Stapf 的干燥叶。

性味归经　甘、辛、淡，寒。归心、胃、小肠经。

功　效　清热除烦，生津，利尿。

临床应用　热病烦渴；口舌生疮，尿赤涩痛。

性能特点　本品善清心泻火以除烦，清胃生津以止渴，故多用于治气分实热、津伤烦渴；又体轻气薄、甘淡渗利，能清心降火而利尿，故心火上炎之口舌生疮及心热下移小肠之尿赤涩痛尤为常用。

用法用量　内服：煎服，6～15克；鲜品15～30克。

使用注意　脾胃虚寒者慎用。阴虚火旺、骨蒸劳热者忌用。

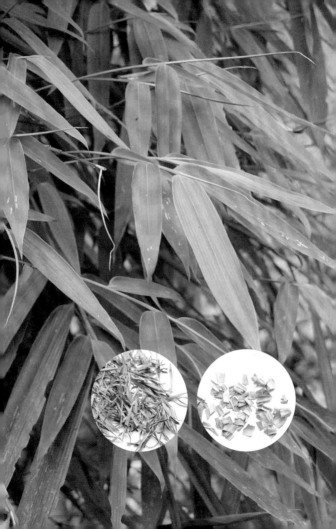

淡竹叶

DAN ZHU YE

基原 本品为禾本科植物淡竹叶 *Lophatherum gracile* Brongn. 的干燥茎叶。

性味归经 甘、淡，寒。归心、胃、小肠经。

功效 清热泻火，除烦止渴，利尿通淋。

临床应用 热病烦渴；口舌生疮，热淋涩痛。

性能特点 本品性寒能清泄心胃实火，甘淡能渗湿利尿，为清利之品。可清心泻火而除烦止渴，用于热病心烦口渴，然其泻火之力较为平和。

用法用量 内服：煎服，6～10克。

使用注意 阴虚火旺、骨蒸劳热者忌用。

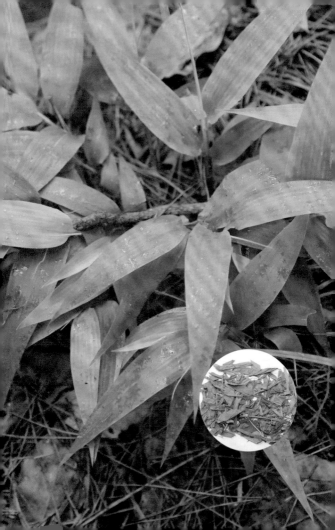

鸭跖草

基　原　本品为鸭跖草科植物鸭跖草 *Commelina communis* L. 的干燥地上部分。

性味归经　甘、淡，寒。归肺、胃、小肠经。

功　效　清热泻火，解毒，利水消肿。

临床应用　感冒发热；咽喉肿痛，痈肿疔毒；水肿尿少，热淋涩痛。

性能特点　本品可清热泻火，具退热之效，故外感发热或热病高热者均可用之。又能清热解毒消肿，善治疮痈疔毒肿痛，内服、外用均能取效。

用法用量　内服：煎服，15～30克；鲜品用量加倍。外用：适量。

使用注意　脾胃虚弱者慎用。

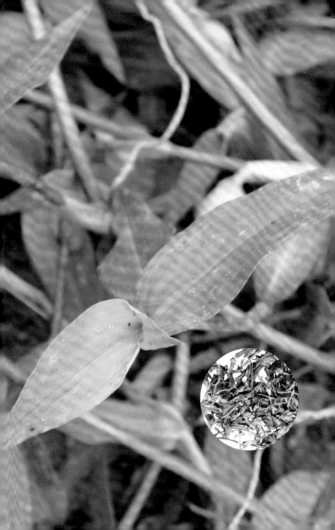

栀子

基　原　本品为茜草科植物栀子Gardenia jasminoides Ellis的干燥成熟果实。

性味归经　苦，寒。归心、肺、三焦经。

功　效　泻火除烦，清热利湿，凉血解毒。外用消肿止痛。焦栀子可凉血止血。

临床应用　热病心烦；湿热黄疸；淋证涩痛；血热出血；火毒疮疡。

性能特点　本品能清降三焦火邪，善于清透疏解郁热，尤善清心泻火而除烦，为治热病烦闷之要药。其性清利，能清热利湿，导三焦湿热之邪从小便出，又为治湿热黄疸、热淋之常用药。

用法用量　内服：煎服，6～10克。外用：生品适量，研末调敷。生用多走气分而泻火，炒用可缓和其苦寒，炒焦多入血分而止血。

使用注意　本品苦寒伤胃，故阴虚血亏、脾虚便溏者不宜用。

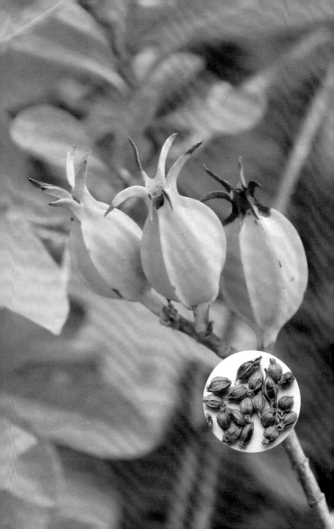

夏枯草

XIA KU CAO

基 原 本品为唇形科植物夏枯草*Prunella vulgaris* L. 的干燥果穗。

性味归经 辛、苦，寒。归肝、胆经。

功 效 清肝泻火，明目，散结消肿。

临床应用 目赤肿痛，头痛眩晕；瘰疬，瘿瘤；乳痈，乳癖。

性能特点 本品辛散肝郁，苦寒泄热，既善清泄肝火而明目，为治肝火目赤、目珠疼痛之要药；又有平降肝阳之效，常用于治肝热阳亢、头痛眩晕。

用法用量 内服：煎服，9～15克，或熬膏服。

使用注意 脾胃虚弱者慎用。

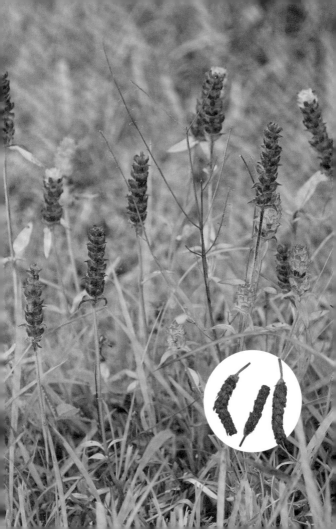

决明子

基　原　本品为豆科植物决明*Cassia obtusifolia* L. 或小决明*Cassia tora* L. 的干燥成熟种子。

性味归经　甘、苦、咸，微寒。归肝、大肠经。

功　效　清热明目，润肠通便。

临床应用　目赤肿痛，畏光多泪；头痛，眩晕；肠燥便秘等。

性能特点　本品既善清肝热，又兼益肝阴，有明目之效，故目疾无论肝热或阴亏者用之皆宜，为眼科常用之品。且能清热而平肝，适用于治疗肝火或肝阳头痛眩晕。

用法用量　内服：煎服，9～15克；用于润肠通便，不宜久煎，或可泡茶。

使用注意　气虚便溏者不宜用。

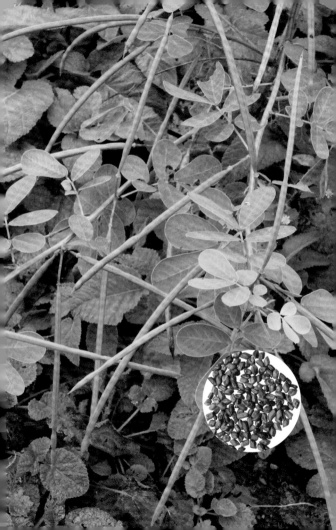

青葙子

基　原　本品为苋科植物青葙 *Celosia argentea* L. 的干燥成熟种子。

性味归经　苦,微寒。归肝经。

功　效　清肝泻火,明目退翳。

临床应用　肝热目赤,目生翳膜,视物昏花以及肝火眩晕等。

性能特点　本品善清泻肝经实火以明目退翳,为治肝热目赤、目生翳障之常用药。又苦寒清降,清泻肝火以平抑肝阳,用治肝火眩晕尤宜。

用法用量　内服:煎服,9~15克。

使用注意　本品有扩散瞳孔之作用,青光眼患者禁用。

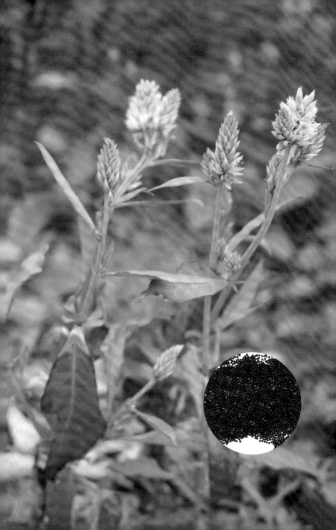

黄芩

基　原　本品为唇形科植物黄芩 *Scutellaria baicalensis* Georgi 的干燥根。

性味归经　苦，寒。归肺、胆、脾、大肠、小肠经。

功　效　清热燥湿，泻火解毒，止血，安胎。

临床应用　泻痢，黄疸；肺热咳嗽；高热烦渴，寒热往来；痈肿疮毒。

性能特点　本品味苦燥湿，寒能清热。清热燥湿之中，尤善清泄中上焦湿热，故为治湿温、暑湿、胸脘痞闷之要药；且长于清泻肺火及上焦实热，为肺热咳嗽及热病高热烦渴之常用药。

用法用量　内服：煎服，3～10克。清热多生用，安胎多炒用，清上焦热可酒炙用，止血可炒炭用。

使用注意　本品苦寒伤胃，脾胃虚寒者不宜使用。

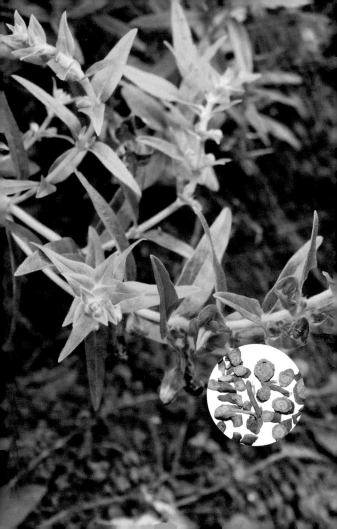

黄连

HUANG LIAN

基　原　本品为毛茛科植物黄连 *Coptis chinensis* Franch.、三角叶黄连 *Coptis deltoidea* C. Y. Cheng et Hsiao 或云连 *Coptis teeta* Wall. 的干燥根茎。

性味归经　苦，寒。归心、脾、胃、肝、胆、大肠经。

功　效　清热燥湿，泻火解毒。

临床应用　泻痢，黄疸；热病高热；心烦不寐，胃热呕吐；消渴。

性能特点　本品味苦能燥湿而清泄，性寒能清热而泻火；入心、肝、胃、大肠经。清热燥湿之力颇强，尤善清中焦湿热，长于治湿热中阻脘腹痞满、恶心呕吐；且善除脾胃大肠湿热，尤为治湿热泻痢之要药。还能泻火凉血、清涤血热，可治热盛迫血妄行之出血情况。

用法用量　内服：煎服，2~5克。外用：适量。生黄连清热燥湿泻火力强；炒用可缓其寒性；酒黄连善清上焦火热；姜黄连善清胃、和胃、止呕；萸黄连善疏肝、和胃、止呕。

使用注意　本品苦寒易伤脾胃，脾胃虚寒者忌用；苦燥易伤阴津，阴虚津伤者慎用。

056 | 057　中药学药物速认速查小红书　　　　　清热药 → 清热燥湿药

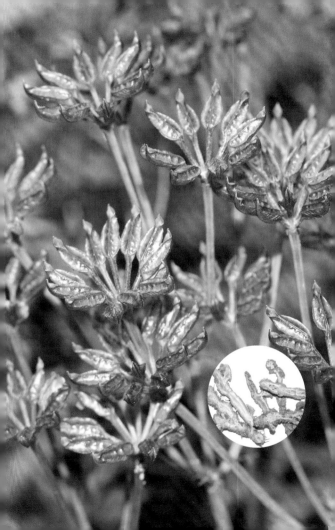

黄柏

基　原　本品为芸香科植物黄皮树*Phellodendron chinense* Schneid.的干燥树皮。

性味归经　苦，寒。归肾、膀胱经。

功　效　清热燥湿，泻火除蒸，解毒疗疮。

临床应用　湿热泻痢，黄疸尿赤；疮疡肿毒，湿疹湿疮；盗汗。

性能特点　本品苦寒沉降，偏走下焦。清热燥湿之中尤善清泄下焦湿热，长于治带下、热淋、足膝肿痛等下焦湿热诸证。可泻火解毒，为热毒疮痈、湿疹湿疮之常用药。

用法用量　内服：煎服，3～12克。外用：适量。生黄柏苦燥性寒，泻火解毒、清热燥湿力强；盐黄柏入肾，泻相火、退虚热效佳；黄柏炭兼具涩性，清热止血之功著。

使用注意　本品苦寒伤胃，故脾胃虚寒者忌用。

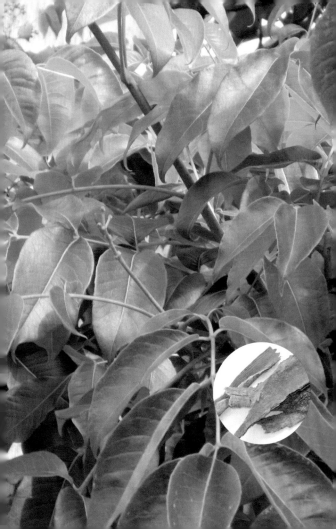

龙胆

基　原　本品为龙胆科植物条叶龙胆 *Gentiana manshurica* Kitag.、龙胆 *Gentiana scabra* Bge.、三花龙胆 *Gentiana triflora* Pall. 或滇龙胆 *Gentiana rigescens* Franch. 的干燥根及根茎。

性味归经　苦，寒。归肝、胆经。

功　效　清热燥湿，泻肝胆火。

临床应用　湿热黄疸，阴肿阴痒；耳鸣耳聋，胁痛口苦；惊风抽搐。

性能特点　本品清热燥湿之中既善清泄肝胆湿热，又善清泄下焦湿热，故湿热黄疸、湿热带下、阴肿阴痒、湿疹瘙痒等证均常用之。治肝火头痛、目赤耳聋、胁痛口苦及肝经实热之高热抽搐等尤为适宜。

用法用量　内服：煎服，3～6克。

使用注意　脾胃虚寒者不宜用，阴虚津伤者慎用。

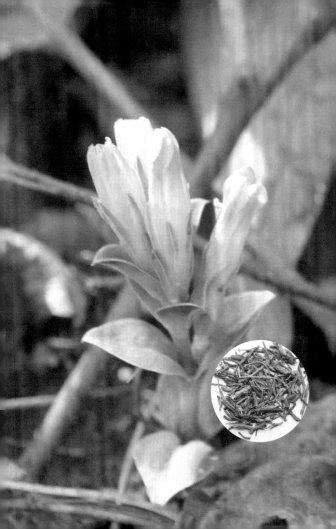

白鲜皮

BAI XIAN PI

基　　原　本品为芸香科植物白鲜 *Dictamnus dasycarpus* Turcz. 的干燥根皮。

性味归经　苦，寒。归脾、胃、膀胱经。

功　　效　清热燥湿，祛风解毒。

临床应用　湿热疮毒，湿疹，疥癣；湿热黄疸以及风湿热痹等。

性能特点　本品善于清热燥湿，又能解毒消疮、祛风止痒，长于治疗皮肤湿疹、湿疮、疥癣；能清热利湿而退黄疸，亦为消湿热退黄疸所常用；且具祛风通痹之功，适用于治湿热痹痛。

用法用量　内服：煎服，5～10克。外用：适量，煎汤洗或研粉敷。

使用注意　脾胃虚寒者慎用。

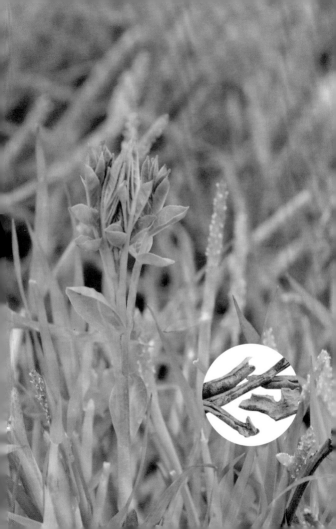

金银花

基　　原　本品为忍冬科植物忍冬*Lonicera japonica* Thunb.、红腺忍冬*Lonicera hypoglauca* Miq.、山银花 *Lonicera confusa* DC. 或毛花柱忍冬*Lonicera dasystyla* Rehd.的干燥花蕾或带初开的花。

性味归经　甘，寒。归肺、心、胃经。

功　　效　清热解毒，疏散风热。

临床应用　疮痈疔疖；风热表证，温热病；咽喉疼痛；热毒痢疾。

性能特点　本品甘润寒清。善清心胃之热以解热毒、散痈消肿，为治热毒所致的一切痈疮疔疖之要药。且芳香疏散，既善清肺经之邪以疏风透热，又能解毒利咽喉。

用法用量　内服：煎服，6～15克。

使用注意　脾胃虚寒及气虚疮疡脓清者忌用。

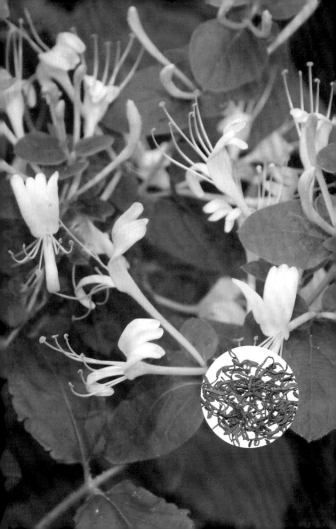

连翘

基　原　本品为木犀科植物连翘 *Forsythia suspensa*（Thunb.）Vahl 的干燥果实。

性味归经　苦，微辛，寒。归肺、心、小肠经。

功　效　清热解毒，消肿散结，疏散风热。

临床应用　疮痈肿毒，瘰疬结核，咽喉肿痛；也用于风热表证等。

性能特点　本品长于清心火，有清热解毒、消痈散结之功，善治热毒疮痈、瘰疬，故有"疮家圣药"之称。且辛寒入肺，能升浮宣散透热，为外感风热表证与温热病之常用药。

用法用量　内服：煎服，6～15克。

使用注意　脾胃虚寒及气虚脓清者不宜用。

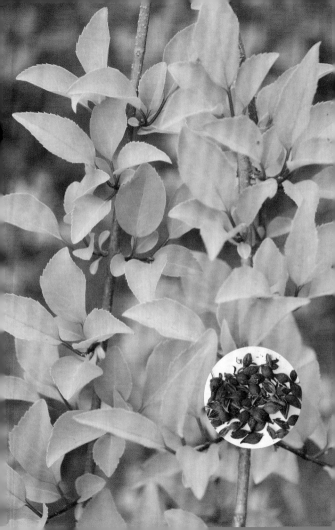

大青叶

基　原　本品为十字花科植物菘蓝 *Isatis indigotica* Fort. 的干燥叶片。

性味归经　苦、大寒。归心、肺、胃经。

功　效　清热解毒，凉血消斑。

临床应用　疮痈、丹毒、口疮、咽痛；风热表证。

性能特点　本品善泻心胃之热而解热毒，兼能利咽、消肿，可用于治疗疮痈、丹毒、口疮、咽痛；其清热与凉血之力俱佳。

用法用量　内服：煎服，9～15克；鲜品30～60克。外用：适量。

使用注意　脾胃虚寒者忌用。

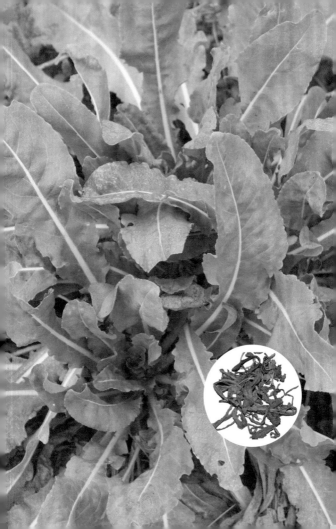

板蓝根

基　原　本品为十字花科植物菘蓝 *Isatis indigotica* Fort. 的干燥根。

性味归经　苦，寒。归心、胃经。

功　效　清热解毒，凉血利咽。

临床应用　头痛，喉痛或身发斑疹；大头瘟疫，丹毒，疳腮。

性能特点　本品性能、功用与大青叶相似。但大青叶长于凉血消斑，本品长于清热解毒而利咽散结，常用于治温病发热、头痛、喉痛或身发斑疹、大头瘟疫、丹毒、疳腮等证。

用法用量　内服：煎服，9～15克。

使用注意　脾胃虚寒者慎用。

070 ∣ 071　中药学药物速认速查小红书　　　　　清热药 → 清热解毒药

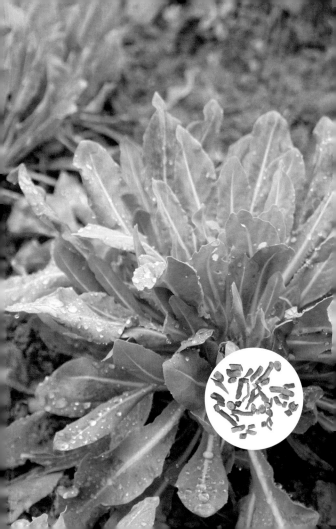

蒲公英

PU GONG YING

基　　原　本品为菊科植物蒲公英 *Taraxacum mongolicum* Hand.-Mazz.、碱地蒲公英 *Taraxacum sinicum* Kitag. 或同属数种植物的干燥全草。

性味归经　苦、甘，寒。归肝、胃经。

功　　效　清热解毒，消肿散结，利尿通淋。

临床应用　热毒疮痈；热淋，湿热黄疸。

性能特点　本品苦泄寒清。善清热解毒、消散痈肿，凡热毒壅盛所致之疮痈肿毒，不论内痈外痈，均可使用本品。因本品入肝、胃二经，兼能解郁通乳，故尤为治乳痈之要药。且苦泄清利，能清热通淋，治热淋涩痛。

用法用量　内服：煎服，10~15克。外用：适量。

使用注意　用量过大可致缓泻；脾虚便溏者慎用。

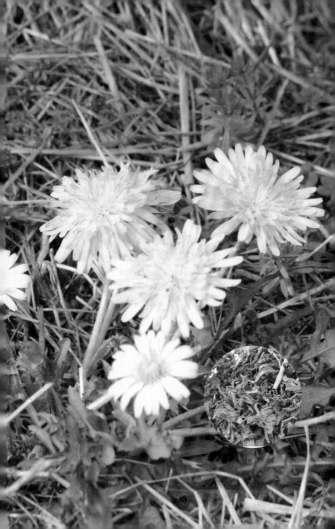

紫花地丁

ZI HUA DI DING

基　原　本品为堇菜科植物紫花地丁 *Viola yedoensis* Makino的干燥全草。

性味归经　苦，寒。归心、肝经。

功　效　清热解毒，凉血消肿。

临床应用　热毒疮痈；毒蛇咬伤；跌打损伤。

性能特点　本品有清热解毒、消痈散结之功，能凉血消肿，可用于治疗热毒炽盛之内外诸痈肿；尤善解疔毒，故为治疗疮之要药。兼能解蛇毒，可治毒蛇咬伤。

用法用量　内服：煎服，15～30克。外用：适量。

使用注意　体质虚寒者忌服。

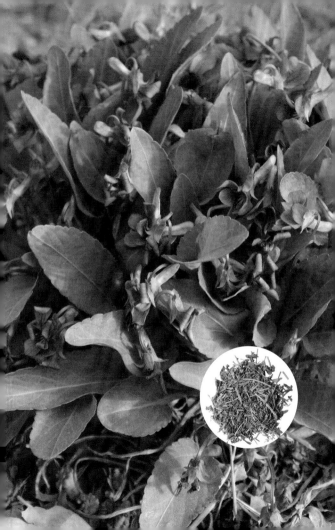

重楼

基原　本品为百合科植物云南重楼 *Paris polyphylla* Smith var. *yunnanensis*（Franch.）Hand.-Mazz. 或七叶一枝花 *Paris polyphylla* Simth var. *chinensis*（F.）Hara的干燥根茎。

性味归经　苦，微寒；有小毒。归肝经。

功效　清热解毒，消肿止痛，凉肝定惊。

临床应用　热毒疮痈，毒蛇咬伤；小儿惊风；也常用于跌打损伤等。

性能特点　本品有清热解毒、消肿止痛之功，善泻热毒、解蛇毒，为治疮痈肿毒、毒蛇咬伤之要药；又能倾泻肝火而凉肝息风、定惊止痉，治热极生风之惊风抽搐；尚可化瘀消肿止痛，用于治疗跌打伤痛。

用法用量　内服：煎服，5～10克。外用：适量。

使用注意　本品有小毒，用量不宜过大；阴证疮疡者忌服。

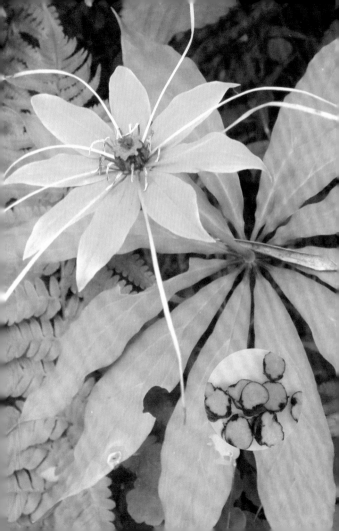

野菊花

基　　原　本品为菊科植物野菊 *Chrysanthemum indicum* L. 的干燥头状花序。

性味归经　苦、辛，微寒。归肝、心经。

功　　效　清热解毒，泻火平肝。

临床应用　疔肿疮疡；目赤肿痛，头痛眩晕。

性能特点　本品味辛升散透邪，苦降寒清泻热。其清热解毒之力强于菊花，为治热毒疮痈之要药。又可利咽止痛，用于治疗热毒咽喉疼痛。且能散肝经风热，泻肝火，平抑肝阳。

用法用量　内服：煎服，9～15克。外用：适量。

使用注意　不可用量过大，脾胃虚弱者不可久服。

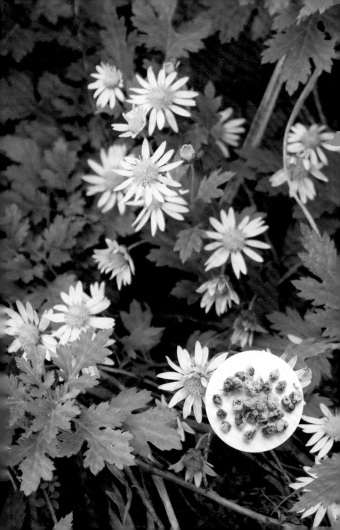

四季青

基　原　本品为冬青科植物冬青 *Ilex chinensis* Sims 的干燥叶。

性味归经　苦、涩，寒。归肺、心经。

功　效　清热解毒，消肿祛瘀。

临床应用　水、火烫伤，湿疹；咽喉肿痛；外伤出血。

性能特点　本品苦寒清泄，味涩收敛。既能清热解毒，又能收湿敛疮，治水、火烫伤，湿疹，下肢溃疡；又能泻心肺之热、解毒消肿，治肺热咳嗽、咽痛、热淋。此外，还能祛瘀消肿、收涩止血，治外伤出血。

用法用量　内服：煎服，15～60克。外用：适量。

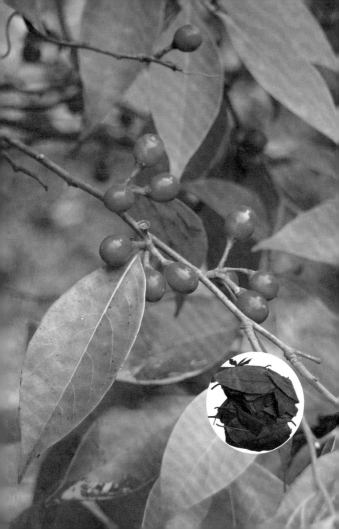

鱼腥草

YU XING CAO

基　原　本品为三白草科植物蕺菜 *Houttuynia cordata* Thunb. 的干燥地上部分。

性味归经　辛，微寒。归肺经。

功　效　清热解毒，消痈排脓，利尿通淋。

临床应用　肺痈，肺热咳嗽；热毒疮痈；热淋。

性能特点　本品辛散寒清，专入肺经。善清泄肺热，散痈排脓，为治肺痈吐脓、肺热咳嗽之要药；又能清热解毒，为治热毒疮痈常用之品；尚能清热除湿、利尿通淋，治热淋涩痛。

用法用量　内服：煎服，15～25克；鲜品用量加倍，水煎或捣汁服。外用：适量。

使用注意　不宜久煎。

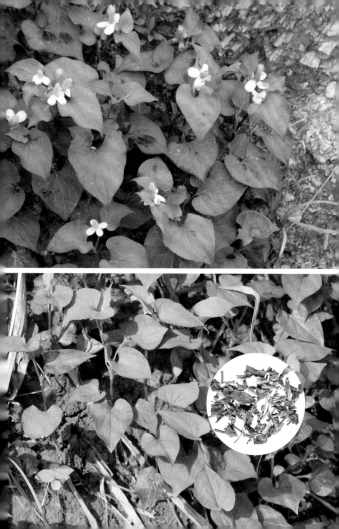

金荞麦

基　原　本品为蓼科植物金荞麦*Fagopyrum dibotrys*（D. Don）Hara的干燥根茎。

性味归经　微辛、涩，凉。归肺经。

功　效　清热解毒，排脓祛瘀。

临床应用　肺痈吐脓，疮痈疥疮；也常用于治疗肺热咳嗽、咽喉肿痛等。

性能特点　本品辛散凉清，专入肺经。善清肺热，既能清热解毒消痈，又能清肺化痰祛瘀，故以治肺痈咳痰浓稠腥臭或咳吐脓血为其所长；亦治外痈红肿疼痛。且可清肺利咽消肿，用于治疗肺热咳嗽、咽喉肿痛。

用法用量　内服：煎服，15～45克。外用：适量。

使用注意　孕妇禁用；服用后应避免日晒，慎防光敏反应。

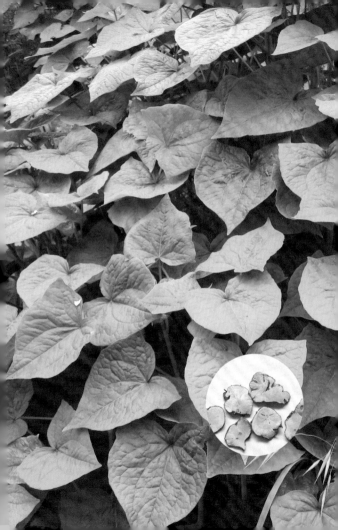

穿心莲

基　原　本品为爵床科植物穿心莲*Andrographis paniculata*（Burm. f.）Nees的干燥地上部分。

性味归经　苦，寒。归心、肺、大肠、膀胱经。

功　效　清热解毒，凉血，消肿。

临床应用　肺热咳嗽，咽喉肿痛；痈肿疮毒以及毒蛇咬伤等。

性能特点　本品苦寒降泄。有清热泻火、解毒消肿之功，善清肺胃气分实热，常用于治温病发热、肺热咳嗽、肺痈、咽痛；其清热解毒作用强而广泛；并有良好的清热燥湿之功。

用法用量　内服：煎服，6～10克。外用：适量。

使用注意　本品味极苦，煎剂易致恶心呕吐，用量不宜过大，现多作丸、片剂服用；脾胃虚寒者不宜服用。

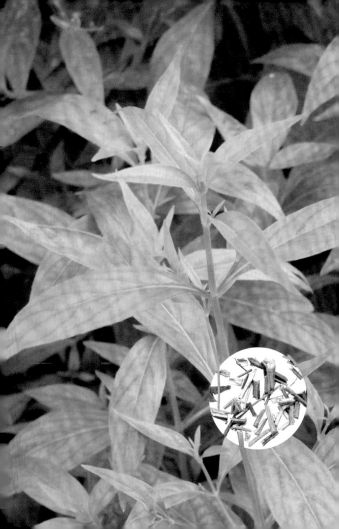

半边莲

基　原　本品为桔梗科植物半边莲 *Lobelia chinensis* Lour. 的干燥全草。

性味归经　辛，平。归心、小肠、肺经。

功　效　利尿消肿，清热解毒。

临床应用　疮痈肿毒，毒蛇咬伤；腹胀水肿。

性能特点　本品味辛行散、性平偏凉。善解热毒、解蛇毒、消痈散肿，可用于治疗热毒疮痈、毒蛇咬伤。能利水消肿，用于治疗腹胀水肿。

用法用量　内服：煎服，10~15克；鲜品30~60克。外用：适量。

使用注意　虚证水肿者忌用。

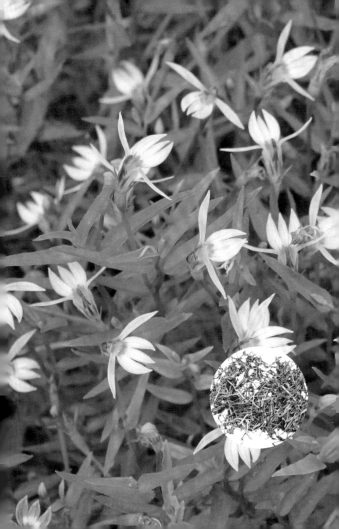

山慈菇

基　原　本品为兰科植物杜鹃兰 *Cremastra appendiculata*（D. Don）Makino、独蒜兰 *Pleione bulbocodioides*（Franch.）Rolfe或云南独蒜兰 *Pleione yunnanensis* Rolfe的干燥假鳞茎。

性味归经　辛，寒；有小毒。归肝、胃经。

功　效　清热解毒，化痰散结。

临床应用　痈疽疔毒，发背恶疮，瘰疬痰核以及癥瘕痞块等。

性能特点　本品辛散寒清。有清热解毒、消痈散肿、化痰散结之功；可用于治疗痈疽疮疡、瘰疬、癥积等证；近年来被广泛应用于癥瘕痞块和多种恶性肿瘤的治疗。

用法用量　内服：煎服，3～9克。外用：适量。

使用注意　正虚体弱者慎用。

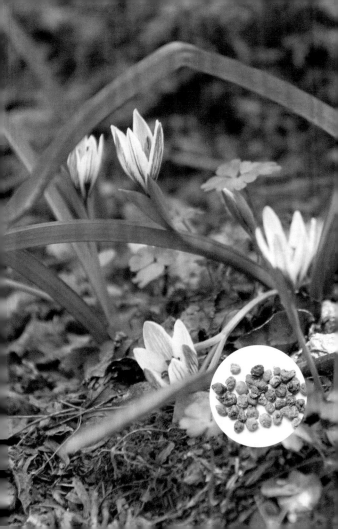

漏芦

基　原　本品为菊科植物祁州漏芦 *Rhaponticum uniflorum*（L.）DC. 的干燥根。

性味归经　苦，寒。归胃经。

功　效　清热解毒，消痈，下乳，舒筋通脉。

临床应用　热毒疮痈，乳痈；乳房胀痛，乳汁不下；温痹拘挛。

性能特点　本品苦寒泄热。长于清热解毒、消散痈肿，可用于治疗热毒疮痈，尤为治乳痈之要药；又有清热、通经下乳之功，可治热壅乳房胀痛、乳汁不下；尚可舒筋通脉，可用于治疗温痹拘挛。

用法用量　内服：煎服，5～9克。

使用注意　正虚体弱者及孕妇、疮面平塌者忌服。

092 ｜ 093　　中药学药物速认速查小红书　　　　　　　　　清热药 → 清热解毒药

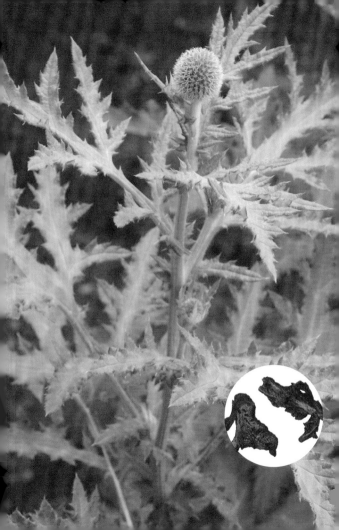

白花
蛇舌草

BAI HUA SHE SHE CAO

基　原　本品为茜草科植物白花蛇舌草*Oldenlandia diffusa*（Willd.）Roxb. 的全草。

性味归经　苦、甘、寒。归胃、大肠、小肠经。

功　效　清热解毒消痈，利湿通淋。

临床应用　疮疡肿毒，咽喉肿痛，毒蛇咬伤以及湿热淋证等。

性能特点　本品功善清热解毒，又能消散痈肿，凡热毒所致之证皆可应用，为治外痈、内痈之常品；尚可解蛇毒，用治毒蛇咬伤；且有清热利湿通淋之效，用治热淋涩痛。

用法用量　内服：煎服，15～60克。外用：适量。

使用注意　孕妇慎用。

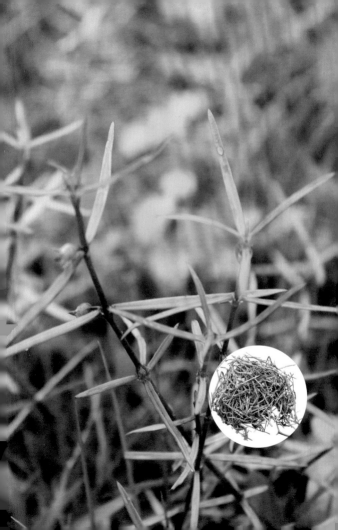

土茯苓

基 原 本品为百合科植物光叶菝葜*Smilax glabra* Roxb. 的干燥根茎。

性味归经 甘、淡，平。归肝、胃经。

功 效 解毒，除湿，通利关节。

临床应用 梅毒；热淋，带下，疮痈，瘰疬。

性能特点 本品甘淡渗利，性平偏凉。长于解毒除湿，又能通利关节，解汞毒，为治梅毒之要药。又可用于治疗淋证、妇人带下、湿疹、疮痈、瘰疬等病证。

用法用量 内服：煎服，15~60克。外用：适量。

使用注意 肝肾阴亏者慎服。

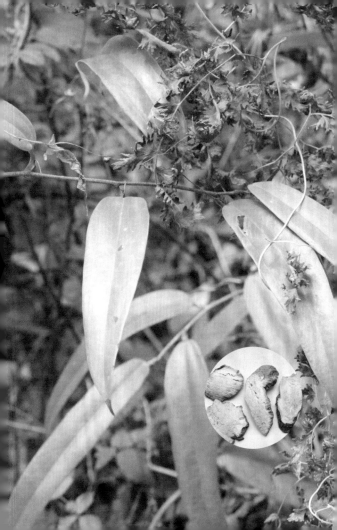

白蔹

基　原　本品为葡萄科植物白蔹*Ampelopsis japonica*（Thunb.）Makino的干燥块根。

性味归经　苦，辛，微寒。归心、胃经。

功　效　清热解毒，消痈散结，敛疮生肌。

临床应用　热毒疮痈；水、火烫伤。

性能特点　本品有清热解毒、消痈排脓、敛疮生肌之功，适用于疮痈各个阶段：疮痈初起用之可消散疮肿，脓成未溃用之能促使排脓，溃后不敛用之则敛疮生肌，诚为治疮痈之要药。

用法用量　内服：煎服，3～10克。外用：适量。

使用注意　反乌头。

098　Ｉ　099　　中药学药物速认速查小红书　　　　　　　　　　清热药 → 清热解毒药

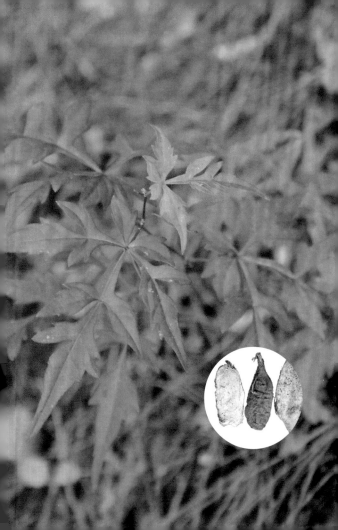

马齿苋

基　原　本品为马齿苋科植物马齿苋 *Portolaca oleracea* L. 的干燥全草。

性味归经　酸，寒。归肝、大肠经。

功　效　清热解毒，凉血止血，止痢。

临床应用　热毒血痢；疮痈肿毒；崩漏便血；热淋以及血淋等。

性能特点　本品味酸收敛、性寒质滑。功善清热解毒、凉血止血，又能收敛止血，为治热毒血痢之常品；亦治热毒疮痈，以及血热崩漏，便血；尚可利尿通淋，用治热淋、血淋等证。

用法用量　内服：煎服，15～30克；鲜品用量加倍。外用：适量。

使用注意　脾胃虚寒者及孕妇慎用。

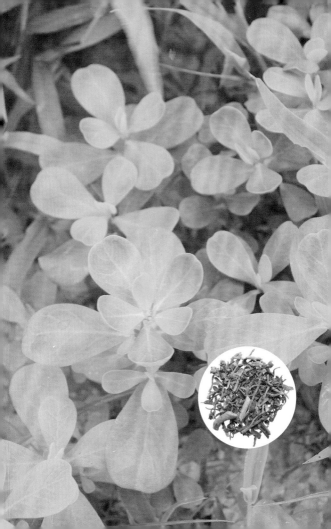

地锦草

基　原　本品为大戟科植物地锦*Euphorbia humifusa* Willd. 或斑地锦*Euphorbia maculata* L. 的干燥全草。

性味归经　苦、辛，平。归肝、大肠经。

功　效　清热解毒，凉血止血，利湿退黄。

临床应用　热毒或湿热痢疾；热毒疮痈，毒蛇咬伤；出血，黄疸。

性能特点　本品既能清热解毒止痢，又能凉血止血，清利湿热，用治热毒、湿热痢疾；又解疮毒、蛇毒，用治热毒疮痈、毒蛇咬伤。本品凉血止血之时还可活血，具有"止血不留瘀"的特点。

用法用量　内服：煎服，9～20克。外用：适量。

使用注意　血虚无瘀及脾胃虚弱者慎用。

清热药 → 清热解毒药

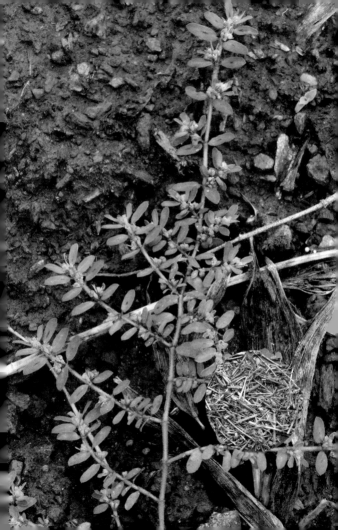

射干

基　原　本品为鸢尾科植物射干 *Belamcanda chinensis*（L.）DC. 的干燥根茎。

性味归经　苦，寒。归肺经。

功　效　清热解毒，消痰，利咽。

临床应用　咽喉肿痛；痰壅咳喘。

性能特点　本品苦寒清泄，专入肺经。既善清肺解毒，利咽消肿，为治咽喉肿痛之要药；又善降火祛痰，为治痰壅咳喘之常品。

用法用量　内服：煎服，3～10克。

使用注意　孕妇慎用。

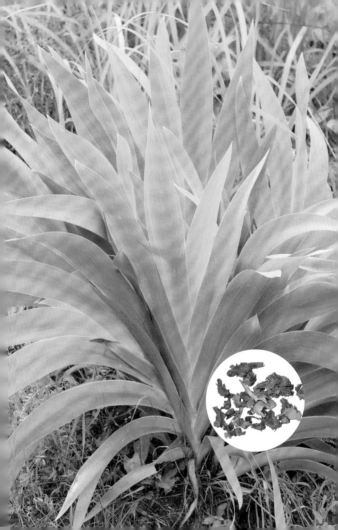

山豆根

基 原 本品为豆科植物越南槐 *Sophora tonkinensis* Gapnep. 的干燥根及根茎。

性味归经 苦，寒；有毒。归肺、胃经。

功 效 清热解毒，消肿利咽。

临床应用 咽喉肿痛；牙龈肿痛。

性能特点 本品大苦大寒。善清热解毒、消肿利咽，为治热毒蕴结、咽喉肿痛之第一要药；又能清肺胃热，用于治疗胃火炽盛之牙龈肿痛及肺热咳嗽。

用法用量 内服：煎服，3～6克。

使用注意 本品大苦大寒，且有毒，过量服用易引起呕吐、腹泻、胸闷、心悸等，甚至四肢厥冷、抽搐，故用量不宜过大。

清热药 → 清热解毒药

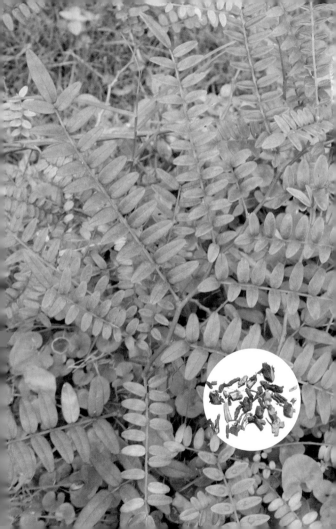

马勃

基原 本品为灰包科真菌脱皮马勃*Lasiosphaera fenzlii* Reich.、大马勃*Calvatia gigantea*（Batsch ex Pers.）Lloyd或紫色马勃*Calvatia lilacina*（Mont.et Berk.）Lloyd的干燥子实体。

性味归经 辛，平。归肺经。

功效 清肺利咽，止血。

临床应用 咽喉肿痛，咳嗽失音；吐血衄血以及外伤出血等。

性能特点 本品性辛行散，质轻升浮，性平偏凉，专入肺经。长于清肺热、解毒利咽消肿，用治咽喉肿痛、咳嗽失音；又具有较强的止血功效，用治各种出血证。

用法用量 内服：煎服，2～6克。外用：适量，捣敷于患处。

使用注意 风寒劳咳失音者忌用。

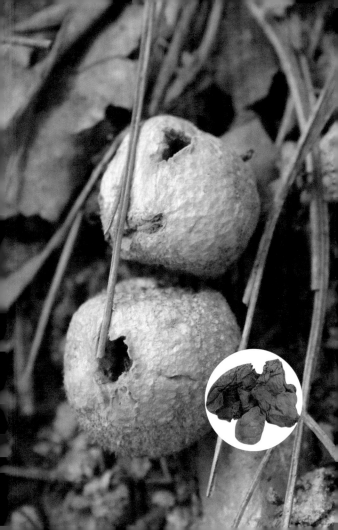

朱砂根

基 原 本品为紫金牛科植物朱砂根*Ardisia crenata Sims*的干燥根。

性味归经 微苦、辛，平。归肺、肝经。

功 效 解毒消肿，活血止痛，祛风除湿。

临床应用 咽喉肿痛；风湿痹痛，跌打损伤。

性能特点 本品善清热解毒、利咽消肿，用治咽喉肿痛；且入血分，有活血祛瘀、通络止痛、祛风除湿之功，用治风湿痹痛、跌仆伤痛。

用法用量 内服：煎服，3～9克。外用：适量。

使用注意 虚弱者慎用。

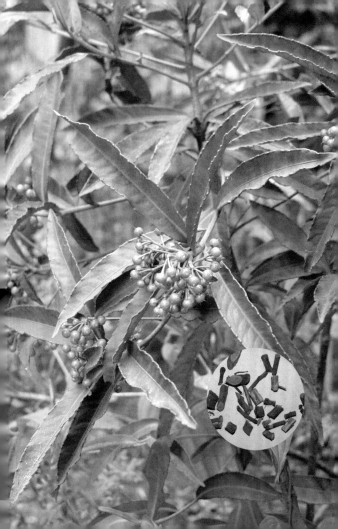

木蝴蝶

基　原　本品为紫葳科植物木蝴蝶*Oroxylum indicum*（L.）Vent. 的干燥成熟种子。

性味归经　苦、甘，凉。归肺、肝、胃经。

功　效　清肺利咽，疏肝和胃。

临床应用　咽喉肿痛；肝胃气痛。

性能特点　本品主入肺经。善清肺利咽，用治肺热咽痛、喑哑，尤治喑哑多用；兼入肝、胃经，又能疏理肝气、和胃止痛，用治肝胃气痛。

用法用量　内服：煎服，1～3克。

使用注意　虚弱者慎用。

清热药 → 清热解毒药

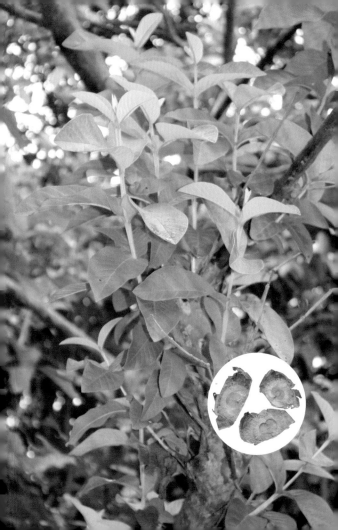

胖大海

基　原　本品为梧桐科植物胖大海 *Stereulia lychnophora* Hance的成熟种子。

性味归经　甘，寒。归肺、大肠经。

功　效　清热润肺，利咽开音，润肠通便。

临床应用　咽喉肿痛，咳嗽失音；肠燥便秘。

性能特点　本品甘寒清润，主入肺经。善清热润肺、利咽开音，为治咽痛失音之佳品。且入大肠经，有清热、润肠通便之功，用治燥热便秘。

用法用量　内服：沸水泡服或煎服，2~3枚。

使用注意　脾胃虚寒体质，风寒感冒引起的咳嗽、咽喉肿痛，肺阴虚导致的咳嗽，低血压、糖尿病患者，都不适合用胖大海。

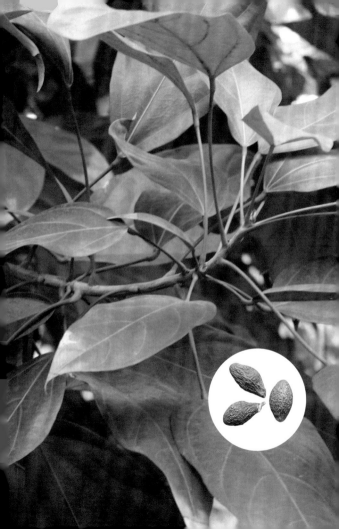

肿节风

基　原　本品为金粟兰科植物草珊瑚 *Sarcandra glabra*（Thunb.）Nakai的干燥全株。

性味归经　苦、辛，平；有小毒。归心、肝经。

功　效　清热凉血，活血消斑，祛风通络。

临床应用　血热斑疹；风湿痹痛；跌打损伤。

性能特点　本品可清热凉血、活血消斑，用治血热发斑发疹，且辛散祛风，苦可燥湿，兼能祛风除湿，活血止痛，用治风湿痹痛、跌打伤痛。

用法用量　内服：煎服，9～30克。外用：适量。

使用注意　本品有毒，用量不宜过大。

清热药 → 清热解毒药

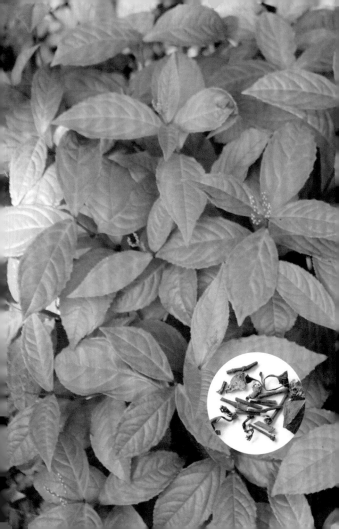

拳参

基原 本品为蓼科植物拳参 *Polygonum bistorta* L. 的干燥根茎。

性味归经 苦、涩，微寒。归肺、肝、大肠经。

功效 清热解毒，消肿，止血。

临床应用 疮痈瘰疬，毒蛇咬伤；湿热泻痢以及血热出血等。

性能特点 本品苦泄寒清，有清热解毒、凉血消痈、消肿散结之功，用治疮痈瘰疬、毒蛇咬伤；并能凉血止血、燥湿止痢，因其味涩，又可涩肠止泻，故亦用治湿热泻痢、血热出血；兼有凉肝息风止痉之功，可用治热病神昏、惊痫抽搐以及破伤风。

用法用量 内服：煎服，5～10克。外用：适量。

使用注意 无实火热毒者不宜服用。阴证外疡忌用。

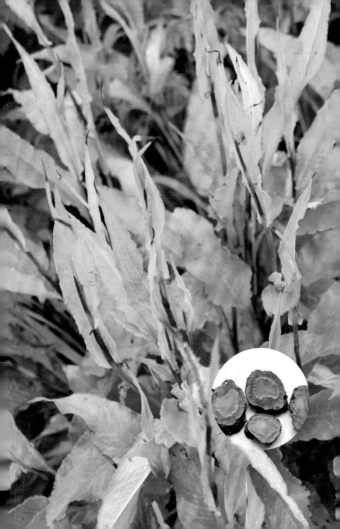

绿豆

基　原　本品为豆科植物绿豆 *Phaseolus radiatus* L. 的干燥或熟种子。

性味归经　甘，寒。归心、胃经。

功　效　清热解毒，消暑，利水。

临床应用　疮痈肿毒；药食中毒；暑热烦渴尿赤。

性能特点　本品甘润、寒清。既能清解热毒，又能解药食之毒，用治疮痈肿痛及药食中毒；善清热解暑，除烦止渴，利尿泻热，为药食两用之解暑佳品，用治暑热烦渴。

用法用量　内服：煎服，15～30克。外用：适量，研末调敷。

使用注意　脾胃虚寒泄泻者忌用。

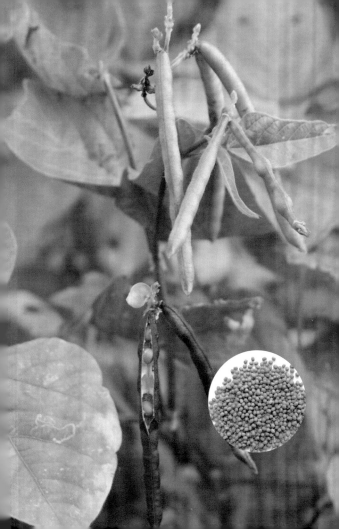

DI HUANG

地黄

基 原 本品为玄参科植物地黄*Rehmannia glutinosa* Libosch.的块根。

性味归经 甘、苦、寒。归心、肝、肾经。

功 效 清热凉血，养阴生津。

临床应用 吐血衄血；阴虚内热，骨蒸劳热；津伤口渴，便秘。

性能特点 本品苦寒清热，入心肝血分，为清热凉血要药。既善清营血热而治热入营血及血热出血证；甘寒质润，能养阴润燥生津，治热病口渴、消渴及肠燥便秘等证；还用治阴虚内热、骨蒸潮热，或温病后期，夜热早凉。

用法用量 内服：煎服，10～15克；鲜品用量加倍，或以鲜品捣汁入药。

使用注意 脾虚湿滞、腹满便溏者不宜使用。

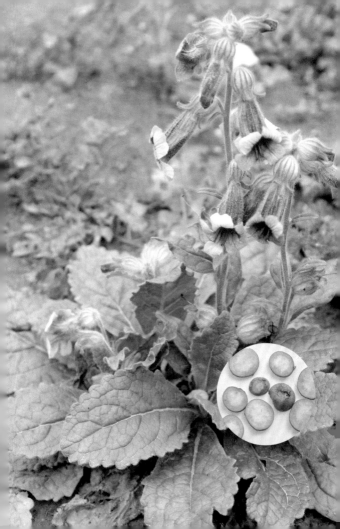

玄参

基　原　本品为玄参科植物玄参 *Scrophularia ningpoensis* Hemsl. 的干燥根。

性味归经　甘、苦、咸，微寒。归肺、胃、肾经。

功　效　清热凉血，滋阴降火，解毒散结。

临床应用　热入营血，温毒发斑；热病伤阴，津伤便秘；白喉。

性能特点　本品咸寒入血分而能清热凉血，甘寒质润而能清热生津、滋阴润燥，常用治温热病热入营血及热病伤阴等证；咸寒又有泻火解毒、软坚散结之功，用治目赤咽痛、瘰疬疮痈。

用法用量　内服：煎服，9～15克。

使用注意　脾胃虚寒、食少便溏者不宜服用；反藜芦。

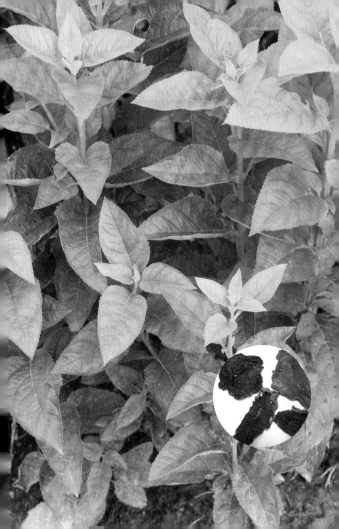

牡丹皮

基　原　本品为毛茛科植物牡丹*Paeonia suffruticosa* Andr. 的干燥根皮。

性味归经　苦、辛，微寒。归心、肝、肾经。

功　效　清热凉血，活血化瘀。

临床应用　吐血衄血；血滞经闭，痛经，跌打损伤，痈肿疮毒。

性能特点　本品苦寒清热，辛行苦泄，入心肝血分。既能清热凉血、止血，治热入营血、发斑吐衄；又善活血化瘀，有"凉血而不留瘀"之特点，用治瘀阻经闭痛经、跌打伤痛。辛寒而入阴分，清透阴分伏热，为治无汗骨蒸之佳品。

用法用量　内服：煎服，6～12克。清热凉血宜生用，活血祛瘀宜酒炙用。

使用注意　血虚有寒、月经过多者及孕妇不宜用。

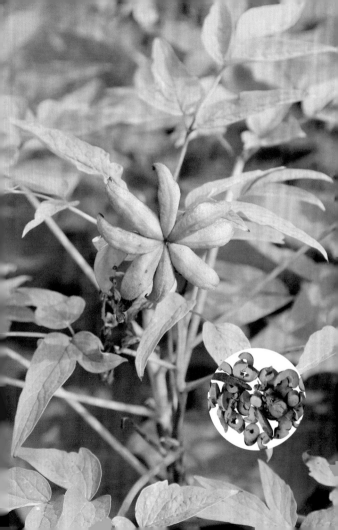

赤芍

基　原　本品为毛茛科植物赤芍 *Paeonia lactiflora* Pall. 或川赤芍 *Paeonia veitchii* Lynch的干燥根。

性味归经　苦，微寒。归肝经。

功　效　清热凉血，散瘀止痛。

临床应用　吐血衄血；经闭痛经，癥瘕腹痛以及跌打损伤等。

性能特点　本品善走血分。既能清热凉血止血，为血热斑疹、吐衄等证所常用；又能活血散瘀止痛，为瘀血阻滞所致诸证多用。且能清肝明目，用治肝火目赤。

用法用量　内服：煎服，6~12克。

使用注意　血寒经闭者不宜用；反藜芦。

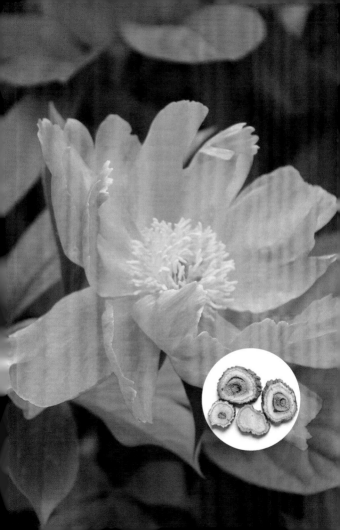

BAI WEI

白薇

基 原 本品为萝藦科植物白薇*Cynanchum atratum* Bge. 或蔓生白薇*Cynanchum versicolor* Bge.的干燥根及根茎。

性味归经 苦、咸，寒。归胃、肝、肾经。

功 效 清虚热，凉血，利尿通淋，解毒疗疮。

临床应用 阴虚发热；热淋，血淋；痈疽肿毒。

性能特点 本品苦咸寒，入血分。有清热凉血、益阴除热之功，尤善治阴虚或产后发热；又能清血中实热，治热病高热；且能清热利尿通淋，治热淋、血淋；此外，能清热解毒，用治疮痈，内服、外敷均可。

用法用量 内服：煎服，5～10克。

使用注意 脾胃虚寒、食少便溏者不宜服用。

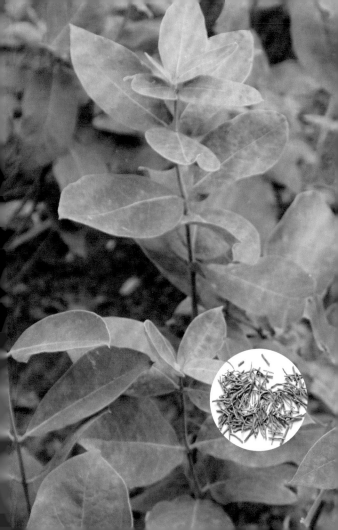

泻下药

XIE XIA YAO

攻下药　润下药　峻下逐水药

番泻叶

基　原　本品为豆科植物狭叶番泻*Cassia angustifolia* Vahl、或尖叶番泻*Cassia acutifolia* Delile的干燥小叶。

性味归经　甘、苦，寒。归大肠经。

功　效　泻热行滞，通便，利水。

临床应用　热结便秘；腹水肿胀。

性能特点　本品苦寒降泄。长于泻积热、通大便，善治热结便秘、腹部胀满。小剂量可缓下，大剂量则峻下，其泻下作用强于大黄，且起效比较迅速。少用又能助消化、除积滞，善治食积便秘。

用法用量　内服：煎服，2～6克，后下，或开水泡服。

使用注意　哺乳期、月经期妇女及孕妇慎用。不可大量服用。

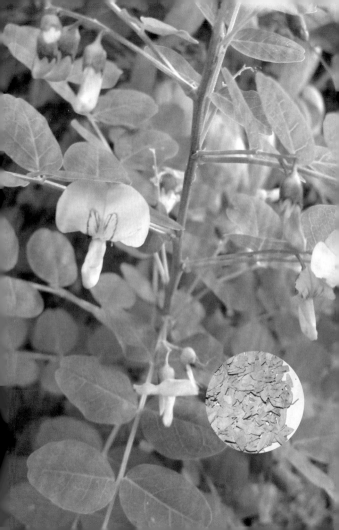

芦荟

基　原　本品为百合科植物库拉索芦荟 *Aloe barbadensis* Miller、好望角芦荟 *Aloe ferox* Miller的汁液经浓缩的干燥物。

性味归经　苦，寒。归肝、胃、大肠经。

功　效　泻下通便，清肝泻火，杀虫疗疳。

临床应用　热结便秘；烦躁惊痫；小儿疳积。

性能特点　本品苦寒沉降，入胃、大肠经。能清胃肠之热而泄热通便，可用于胃肠积热、热结便秘。又入肝经，长于清肝经实火，"凡属肝脏为病有热者，用之必无疑"（《本草汇言》），适用于肝经火盛之便秘溲赤、烦躁易怒、惊风抽搐等。

用法用量　内服：口服，2～5克，宜入丸、散。外用：适量，研末敷患处。

使用注意　脾胃虚弱、食少便溏者及孕妇忌用。

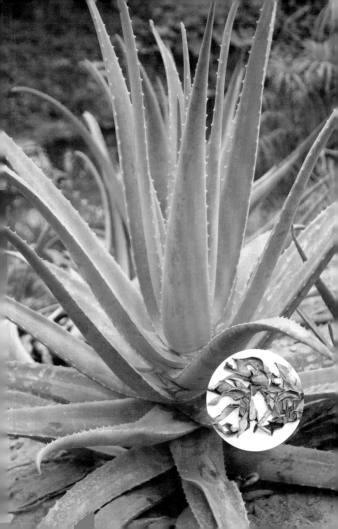

HUO MA REN

火麻仁

基　原　本品为桑科植物大麻*Cannabis sativa* L. 的干燥成熟果实。

性味归经　甘，平。归脾、胃、大肠经。

功　效　润肠通便。

临床应用　肠燥便秘。

性能特点　本品甘平，质润多脂。既善润肠通便，又可滋养补虚，最宜用于老年、体弱、产妇津血不足之肠燥便秘者。

用法用量　内服：煎服，10～15克。打碎入煎。

使用注意　畏牡蛎、白薇，恶茯苓。多食损血脉，滑精气，妇人多食发带疾。

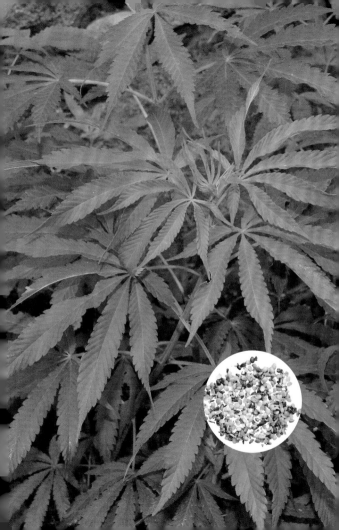

郁李仁

基　原　本品为蔷薇科植物欧李*Prunus humilis* Bge.、郁李*Prunus japonica* Thunb. 或长柄扁桃*Prunus pedunculata* Maxim. 的干燥成熟种子。

性味归经　辛、苦、甘，平。归脾、大肠、小肠经。

功　效　润燥滑肠，下气利水。

临床应用　肠燥便秘；水肿胀满，脚气浮肿。

性能特点　本品辛散苦降，性平质润。能润肠通便，类似火麻仁而无补虚之功，且润中兼行大肠气滞，多用于肠燥便秘而有大肠气滞之实证。本品辛开苦泄，甘淡利水，又能下气利水消肿，用治水肿胀满、脚气浮肿或癃闭便秘、二便不通之阳实水肿之证。

用法用量　内服：煎服，6～10克。打碎入煎。

使用注意　孕妇慎用。

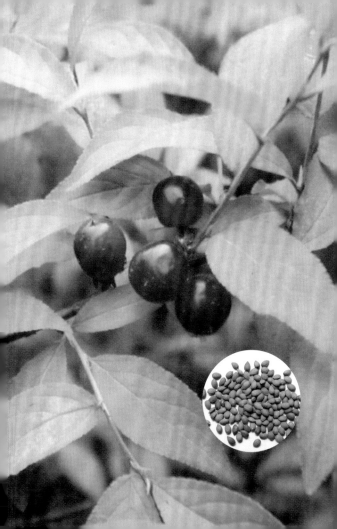

甘遂

GAN SUI

基　原　本品为大戟科植物甘遂*Euphorbia kansui* T. N. Liou ex T. P. Wang的干燥块根。

性味归经　苦，寒；有毒。归肺、肾、大肠经。

功　效　泻水逐饮，消肿散结。

临床应用　水肿，膨胀，胸胁停饮；风痰癫痫以及疮痈肿毒等。

性能特点　本品苦寒降泄，为泻水逐饮之峻剂。善行经隧之水湿，使体内潴留之水饮从二便排出，主治水肿胀满、胸胁停饮及风痰癫痫；外用能消肿散结，可治疗疮痈肿毒。

用法用量　内服：多入丸、散用，0.5～1.5克，内服时醋炙以减轻毒性。外用：适量，生用。

使用注意　孕妇忌用；不宜与甘草同用；有效成分不溶于水，多入丸、散剂。

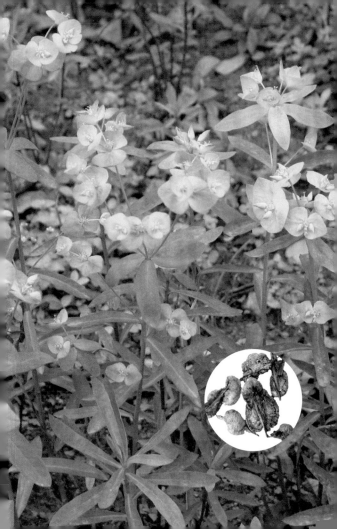

京大戟

基　原　本品为大戟科植物大戟 *Euphorbia pekinensis* Rupr. 的干燥根。

性味归经　苦，寒；有毒。归肺、脾、肾经。

功　效　泻水逐饮，消肿散结。

临床应用　水肿，胸腹积水，痰饮积聚；痈疮肿毒，瘰疬痰核等。

性能特点　本品苦寒有毒，药力较猛。善泻水逐饮、消肿散结，主治水肿胀满、胸腹积水、痰饮积聚、痈疮肿毒及瘰疬痰核等。

用法用量　内服：煎服，1.5~3克；或入丸、散服，每次1克。外用：适量，生用。

使用注意　虚弱者及孕妇忌用；不宜与甘草同用。

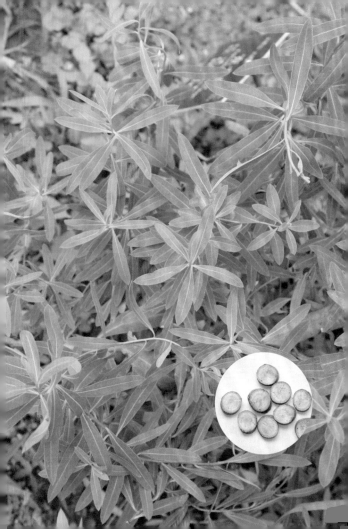

商陆

基　原　本品为商陆科植物商陆*Phytolacca acinosa* Roxb. 或垂序商陆*Phytolacca americana* L. 的干燥根。

性味归经　苦，寒；有毒。归肺、脾、肾、大肠经。

功　效　逐水消肿，通利二便；外用解毒散结。

临床应用　水肿胀满，二便不通；疮痈肿毒。

性能特点　本品泻下作用较强，既善通利二便，主治水肿、膨胀等证，兼二便不利尤佳；又能消肿散结，治疮痈肿毒。

用法用量　内服：煎服，3～9克，内服醋制。外用：适量，生用，煎汤熏洗。

使用注意　孕妇禁用。

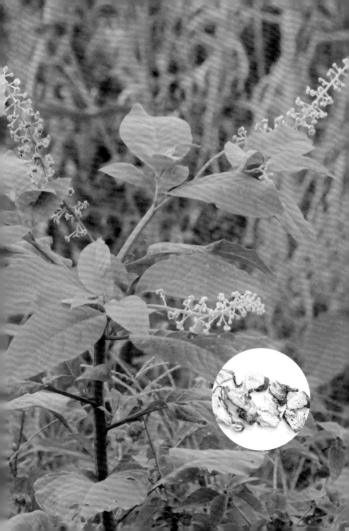

祛风湿药

QU FENG SHI YAO

独活

基　原　本品为伞形科植物重齿毛当归*Angelica pubescens* Maxim. f. *biserrata* Shan et Yuan的干燥根。

性味归经　辛、苦，微温。归肾、膀胱经。

功　效　祛风除湿，通痹止痛。

临床应用　风寒湿痹；风寒挟湿。

性能特点　本品辛散苦燥温通。功善祛风湿、止痹痛，为治风湿痹痛之要药，凡风寒湿邪所致之痹证，无论新久，均可应用；因其主入肾经，性善下行，主散在下在里之伏风及寒湿而止痹痛，尤以腰膝、腿足关节疼痛属下部寒湿者为宜。

用法用量　内服：煎服，3~10克。外用：适量。

使用注意　阴虚及血燥者慎用。

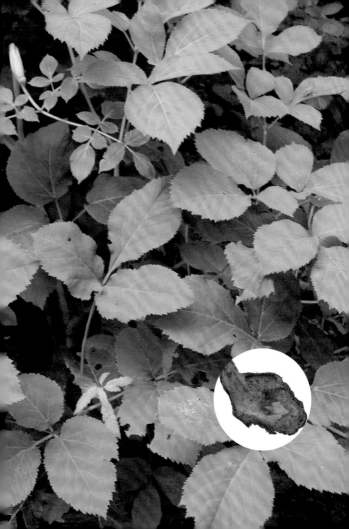

川乌

基　原　本品为毛茛科植物乌头*Aconitum carmichaeli* Debx. 的干燥母根。

性味归经　辛、苦，热；有大毒。归心、肝、肾、脾经。

功　效　祛风除湿，温经止痛。

临床应用　风寒湿痹，拘急疼痛；心腹冷痛以及寒疝疼痛等。

性能特点　本品辛热燥烈。善于祛风除湿、温经散寒。止痛作用强，为治风寒湿痹证之佳品，尤宜于寒邪偏盛之风湿痹痛。又常用于阴寒内盛之心腹冷痛、寒疝疼痛。有止痛作用，可治跌打损伤、骨折瘀肿疼痛。

用法用量　内服：煎服，1.5～3克；宜先煎、久煎。外用：适量。

使用注意　孕妇忌用；不宜与贝母类、半夏、白蔹、白及、天花粉、瓜蒌等同用；内服一般应炮制用，生品内服宜慎；酒浸、酒内服：煎服易致中毒，应慎用。

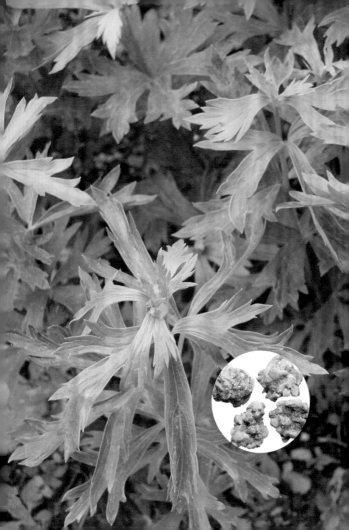

闹羊花

基 原 本品为杜鹃花科植物羊踯躅*Rhododendron molle* G. Don的干燥花。

性味归经 辛，温；有大毒。归肝经。

功 效 祛风除湿，散瘀定痛。

临床应用 风寒湿痹；跌打肿痛。

性能特点 本品辛温燥烈，专入肝经。善祛风除湿、散瘀定痛。用于风寒湿痹、跌打肿痛及皮肤顽癣。虽内服外用均可，但因其辛温燥烈有大毒，故内服宜慎。

用法用量 内服：煎服，0.6～1.5克；浸酒或入丸、散。外用：适量，煎水洗或鲜品捣敷。

使用注意 本品辛温燥烈有大毒，故不宜多服久服；体虚者及孕妇禁用。

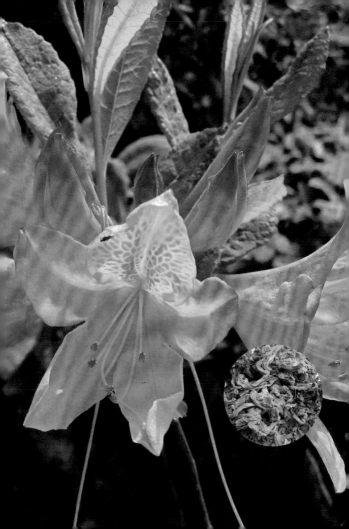

马钱子

基　原　本品为马钱科植物马钱 *Strychnos nux-vomica* L.的干燥成熟种子。

性味归经　苦，温；有大毒。归肝、脾经。

功　效　通络止痛，散结消肿。

临床应用　风湿顽痹，麻木瘫痪；跌打损伤，骨折肿痛；咽喉肿痛。

性能特点　本品善搜筋骨间风湿，开通经络，通达关节，止痛力强，是治疗风湿顽痹、拘挛疼痛、麻木瘫痪之常用药，善散结消肿止痛，为伤科疗伤止痛之佳品。苦泄有毒，能散结消肿、攻毒止痛。

用法用量　内服：炮制后入丸、散，0.3～0.6克。外用：适量，研末调涂。

使用注意　孕妇禁用；不宜多服、久服及生用；运动员慎用；有毒成分能经皮肤吸收，外用不宜大面积涂敷。

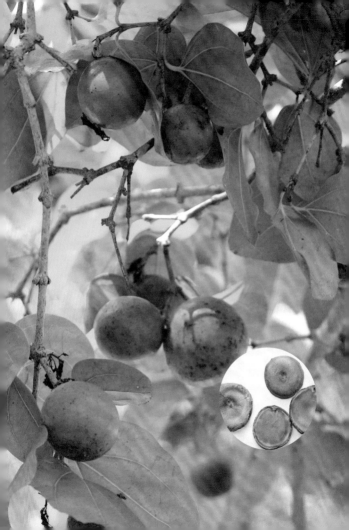

雷公藤

LEI GONG TENG

基　原　本品为卫矛科植物雷公藤 *Tripterygium wilfordii* Hook. f. 的干燥根或根的木质部。

性味归经　苦、辛，寒；有大毒。归肝、肾经。

功　效　祛风湿，活血通络，消肿止痛，杀虫解毒。

临床应用　风湿顽痹；麻风，疥疮，湿疹；疔疮肿毒。

性能特点　本品性猛有大毒。祛风除湿、活血通络之功较强，为治风湿顽痹之要药，且苦寒清热力强，消肿止痛功效显著，故尤宜于关节红肿热痛、肿胀难消、晨僵、功能受限、甚至关节变形者。

用法用量　内服：煎服，1～5克，文火煎1～2小时。外用：适量。

使用注意　本品有大毒，内服宜慎。内脏有器质性病变及白细胞减少者慎服；孕妇忌用。外敷不可超过半小时，否则起疱。

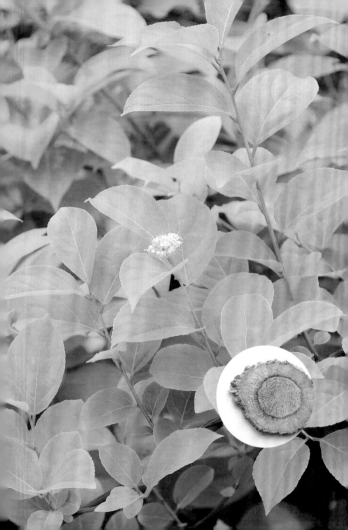

徐长卿

基　　原　本品为萝藦科植物徐长卿 *Cynanchum paniculatum* (Bge.) Kitag.的干燥根及根茎。

性味归经　辛，温。归肝、胃经。

功　　效　祛风，化湿，止痛，止痒。

临床应用　风湿痹痛；各种疼痛；风疹，湿疹，顽癣。

性能特点　本品辛散温通。有明显的止痛作用，既能祛风止痛、活血通络而治风湿痹痛及各种疼痛证，又能祛风止痒而治皮肤风疹、湿疹、顽癣瘙痒。

用法用量　内服：煎服，3～12克，后下。

使用注意　体弱者慎服。

祛风湿药

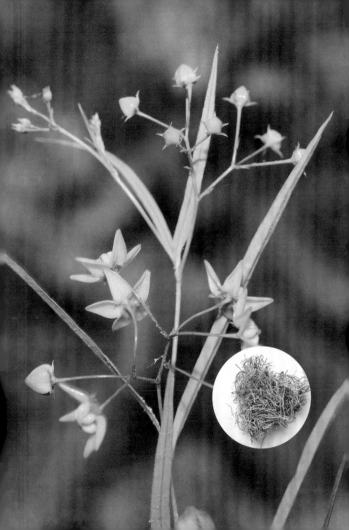

两面针

基　原　本品为芸香科植物两面针 *Zanthoxylum nitidum*（Roxb.）DC.的干燥根。

性味归经　苦、辛，平；有小毒。归肝、胃经。

功　效　活血化瘀，行气止痛，祛风通络。

临床应用　风湿痹痛；跌打损伤；胃痛、牙痛。

性能特点　本品辛散苦泄。既能祛风通络，治风湿痹痛、肢体麻木；又善活血祛瘀，治跌打伤痛；还能行气止痛，治气滞胃痛、牙痛等。此外，兼能解毒疗疮，治毒蛇咬伤。

用法用量　内服：煎服，5～10克。外用：适量，研末调敷或煎水洗患处。

使用注意　不能过量服用。忌与酸味食物同服。

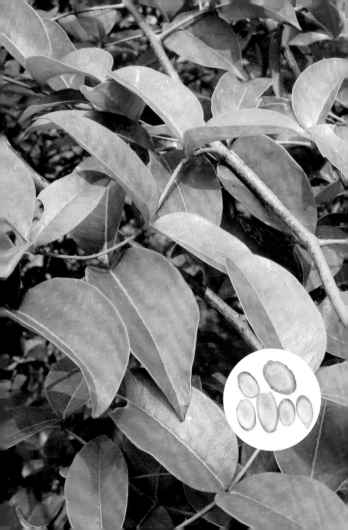

威灵仙

基　原　本品为毛茛科植物威灵仙Clematis chinensis Osbeck、棉团铁线莲Clematis hexapetala Pall. 或东北铁线莲Clematis manshurica Rupr. 的干燥根及根茎。

性味归经　辛、咸，温。归膀胱经。

功　效　祛风湿，通经络。

临床应用　风湿痹痛。

性能特点　本品辛散温通，性猛善走。既能祛风湿，又能通经络而止痛，为治风湿痹痛之要药。凡风湿痹痛、肢体麻木、筋脉拘挛、屈伸不利，无论上下皆可应用，尤宜于风邪偏盛、拘挛掣痛者。

用法用量　内服：煎服，6~10克。外用：适量。

使用注意　本品辛散走窜，气血虚弱者慎服。

祛风湿药

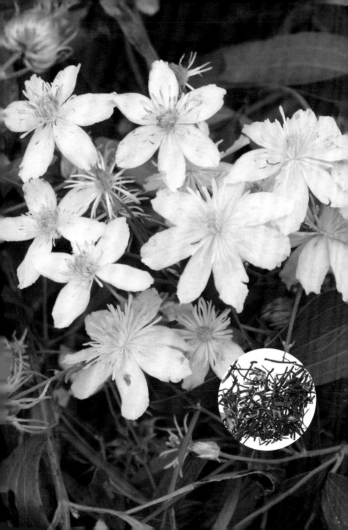

秦艽

基　原　本品为龙胆科植物秦艽*Gentiana macrophylla* Pall.、麻花秦艽*Gentiana straminea* Maxim.、粗茎秦艽 *Gentiana crassicaulis* Duthie ex Burk. 或小秦艽*Gentiana dahurica* Fisch. 的干燥根。

性味归经　辛，苦，平。归胃、肝、胆经。

功　　效　祛风湿，清湿热，止痹痛，退虚热。

临床应用　风湿痹痛；脑卒中半身不遂；骨蒸潮热；湿热黄疸。

性能特点　本品辛散苦泄，质偏润而不燥，为风药中之润剂。有祛风湿、通经络、止痹痛的功效，凡风湿痹痛、筋脉拘挛、骨节酸痛，无论寒热新久均可配伍应用。因其性平偏凉，兼有清热作用，故对热痹尤宜。

用法用量　内服：煎服，3～10克。

使用注意　久痛虚羸，溲多、便滑者忌服。

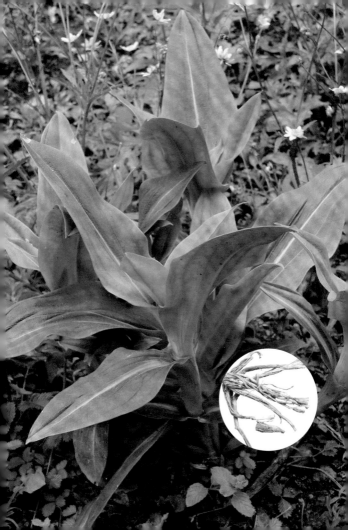

木瓜

基　原　本品为蔷薇科植物贴梗海棠*Chaenomeles speciosa*（Sweet）Nakai的干燥近成熟果实。

性味归经　酸，温。归肝、脾、胃经。

功　效　舒筋活络，和胃化湿。

临床应用　风湿痹证；脚气水肿；吐泻转筋。

性能特点　本品味酸入肝，性温不燥。祛风除湿之力和缓，善益筋和血、舒筋活络，为治痹证筋脉拘挛、关节屈伸不利，以及脚气肿痛之要药。又入脾、胃经，能化湿以和脾胃，舒筋以除脚腓挛急。

用法用量　内服：煎服，6～9克。

使用注意　内有郁热、小便短赤者忌服。

祛风湿药

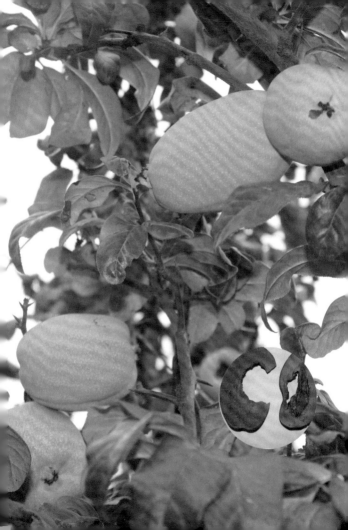

乌梢蛇

基　原　本品为游蛇科动物乌梢蛇 *Zaocys dhumnades*（Cantor）的干燥体。

性味归经　甘，平。归肝经。

功　效　祛风，通络，止痉。

临床应用　风湿顽痹，脑卒中半身不遂；小儿惊风，破伤风；麻风。

性能特点　本品专入肝经，性走窜，能搜风邪、透关节、通经络，其功用与蕲蛇相似而力缓。无论内风外风，还是外风诱发内风所致的病证均可选用。常用于风湿痹证及脑卒中半身不遂，尤宜于风湿顽痹。

用法用量　内服：煎服，6～12克，研末，每次2～3克；或入丸剂、酒浸服。外用：适量。

使用注意　血虚生风者慎服。

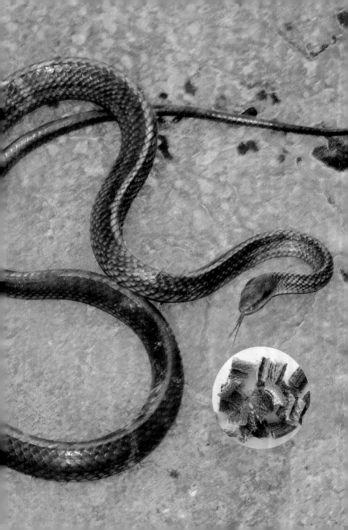

丝瓜络

基　原　本品为葫芦科植物丝瓜*Luffa cylindrica*（L.）Roem. 的干燥成熟果实的维管束。

性味归经　甘，平。归肺、胃、肝经。

功　效　通络，活血，祛风，下乳。

临床应用　风湿痹证；胸胁胀痛；乳汁不通，乳痈。

性能特点　本品甘缓性平，体轻通利，药力平和。善祛风通络，可用于风湿痹证。又入肝经，有活血通络、下乳汁、散结消肿之功，可用于气血瘀滞之胸胁胀痛、乳络不通之产后乳汁不下、乳痈等。但药力平和，常入复方中用。

用法用量　内服：煎服，5～15克。外用：适量。

使用注意　煎汤宜生用，研末宜炒用，止血宜炒炭用。

祛风湿药

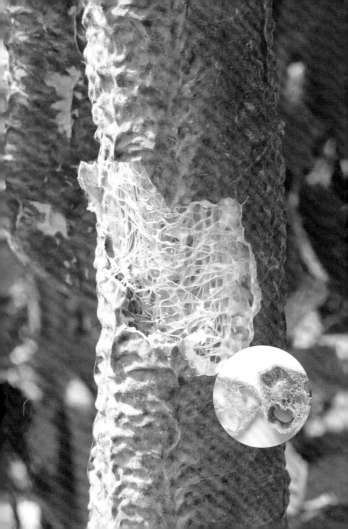

老鹳草

基　原　本品为牻牛儿苗科植物牻牛儿苗 *Erodium stephanianum* Willd.、老鹳草 *Geranium wilfordii* Maxim. 或野老鹳草 *Geranium carolinianum* L. 的干燥地上部分。

性味归经　辛、苦，平。归肝、肾、脾经。

功　效　祛风湿，通经络，止泻痢。

临床应用　风湿痹证；泄泻痢疾。

性能特点　本品辛能行散，苦能燥湿，性善疏通，有较好的祛风湿、通经络作用。为风湿痹证的常用药。又能清热解毒而止泻痢，治湿热、热毒所致之泻痢。

用法用量　内服：煎服，9~15克；或熬膏、酒浸服。外用：适量。

使用注意　脾胃虚寒者忌用。

祛风湿药

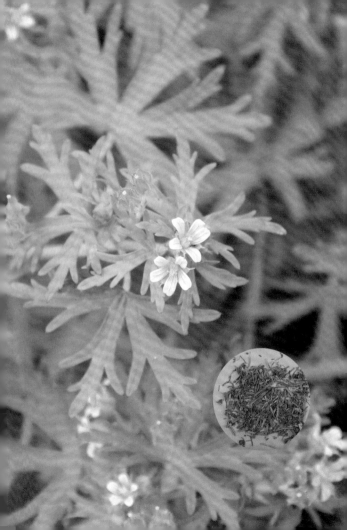

穿山龙

基　原　本品为薯蓣科植物穿龙薯蓣 *Dioscorea nipponica* Makino的干燥根茎。

性味归经　甘，苦，温。归肝、肾、肺经。

功　效　祛风除湿，舒筋通络，活血止痛以及止咳平喘等。

临床应用　风湿痹证；跌打损伤；痰热咳喘。

性能特点　本品甘缓苦泄，性温能通，入肝、肾经。尚能祛风除湿、舒筋通络、活血止痛，常用于风湿痹痛、关节肿胀、疼痛麻木，无论寒热痹痛均可用之。入肺能止咳平喘，治咳喘气喘。

用法用量　内服：煎服，9～15克；或酒浸服。外用：适量。

使用注意　粉碎加工时注意防护，以免发生过敏反应。

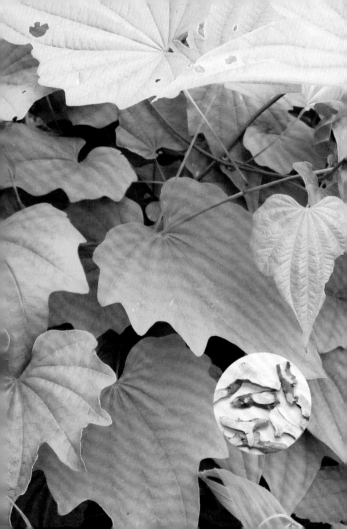

海风藤

HAI FENG TENG

基　原　本品为胡椒科植物风藤*Piper kadsura*（Choisy）Ohwi的干燥藤茎。

性味归经　辛、苦，微温。归肝经。

功　效　祛风除湿，通络止痛。

临床应用　风寒湿痹；跌打损伤。

性能特点　本品辛散苦燥温通，既能祛风除湿，又能通络止痛，为治风寒湿痹的常用药；也用于治疗跌打损伤、瘀肿疼痛。

用法用量　内服：煎服，6～12克。外用：适量。

使用注意　心脏病人及孕妇忌服，感冒及月经期暂停服用。阴虚火旺者慎服。

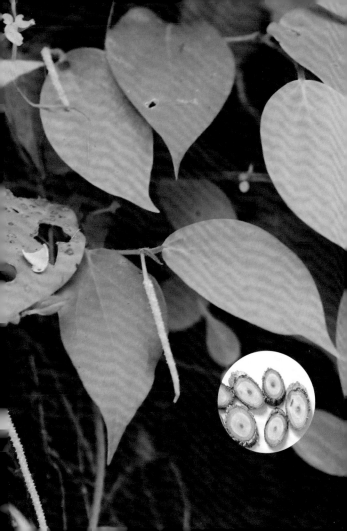

狗脊

基　原　本品为蚌壳蕨科植物金毛狗脊 *Cibotium barometz*（L.）J. Sm. 的干燥根茎。

性味归经　苦、甘，温。归肝、肾经。

功　效　祛风湿，补肝肾，强腰膝。

临床应用　风湿痹证；腰膝酸软，下肢无力；遗尿，白带过多。

性能特点　本品苦温，能温散风寒湿邪，甘温以补肝肾，强腰膝，坚筋骨，能行能补。用于风湿痹证，对肝肾不足，兼有风寒湿邪之腰痛脊强，不能俯仰者最为适宜；也常用于肝肾不足，腰膝酸软、下肢无力。又有温补固摄作用。

用法用量　内服：煎服，6～12克。

使用注意　肾虚有热、小便不利或短涩黄赤者慎服。

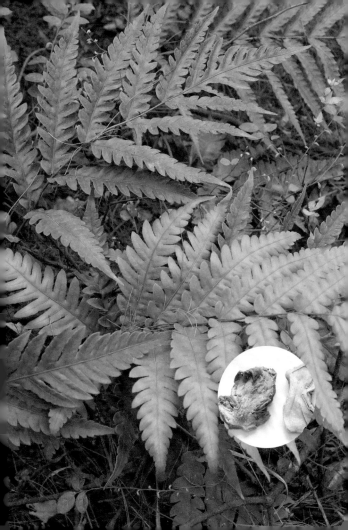

千年健

基　原　本品为天南星科植物千年健 *Homalomena occulta*（Lour.）Schott的干燥根茎。

性味归经　苦、辛，温。归肝、肾经。

功　效　祛风湿，壮筋骨。

临床应用　风寒湿痹。

性能特点　本品辛散苦燥温通，既能祛风湿、止痹痛，又能补肝肾、强筋骨；既善治风寒湿阻闭之痹痛麻木，又可治肝肾亏虚之筋骨无力；最适宜风湿痹痛兼肝肾亏虚者。多入药酒，尤宜于老人之风寒湿痹。

用法用量　内服：煎服，5～10克；或酒浸服。

使用注意　阴虚内热者慎服。

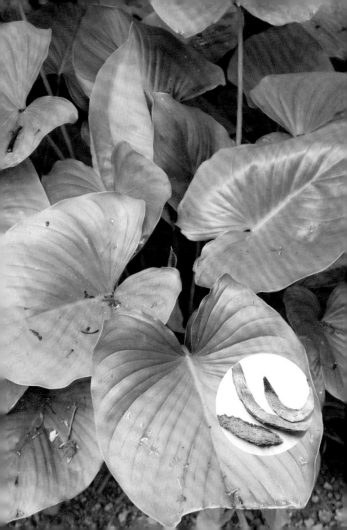

鹿衔草

基　原　本品为鹿蹄草科植物鹿蹄草 *Pyrola calliantha* H. Andres或普通鹿蹄草 *Pyrola decorata* H. Andres的干燥全草。

性味归经　甘、苦，温。归肝、肾经。

功　效　祛风湿，强筋骨，止血，止咳。

临床应用　风湿痹证；出血；久咳劳嗽。

性能特点　本品味苦能燥湿，味甘能补。既能祛风湿，又能入肝肾而强筋骨，常用于痹痛而腰膝无力者。又有收敛止血作用，可用于月经过多、崩漏、咯血、外伤出血等出血证。兼能补益肺肾而定喘嗽，用于肺虚久咳或肾不纳气之虚喘。

用法用量　内服：煎服，9～15克。外用：适量。

使用注意　孕妇忌服。

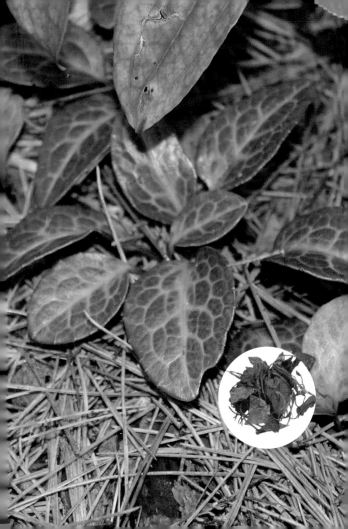

雪莲花

XUE LIAN HUA

基　　原　本品为菊科植物绵头雪莲花*Saussurea laniceps* Hand.-Mazz.、鼠曲雪莲花*Saussurea gnaphaloides* (Royle) Sch.-Bip.或水母雪莲花*Saussurea medusa* Maxim.等的带花全株。

性味归经　甘、微苦，温。归肝、肾经。

功　　效　祛风湿，强筋骨，补肾阳，调经止血。

临床应用　风湿痹证；阳痿；月经不调，经闭痛经，崩漏带下。

性能特点　本品苦燥甘补温通，既能祛风湿，又能补肝肾、强筋骨，尤宜于风湿痹证而寒湿偏盛，及痹证日久、肝肾亏损、腰膝软弱者。又能补肾壮阳，用于肾虚阳痿。并可调冲任、止血，用于下元虚冷、寒凝血脉之月经不调、经闭痛经、崩漏带下。

用法用量　内服：煎服，6～12克。外用：适量。

使用注意　孕妇忌服。

祛风湿药

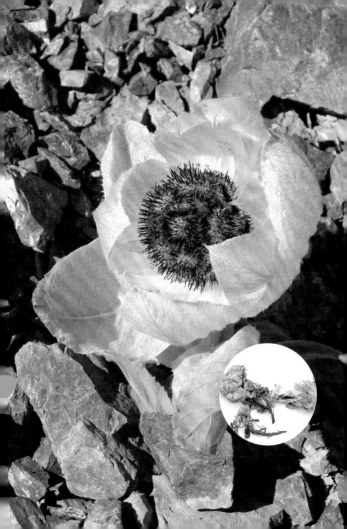

化湿药

HUA SHI YAO

广藿香

GUANG HUO XIANG

基　原　本品为唇形科植物广藿香*Pogostemon cablin*(Blanco) Benth.的干燥地上部分。

性味归经　辛，微温。归脾、胃、肺经。

功　效　芳香化浊，开胃止呕，发表解暑。

临床应用　温阻中焦；呕吐；暑湿，湿温初起。

性能特点　本品气味芳香，辛散而不峻烈，微温而不燥热，主入脾、胃经。为芳香化湿之要药，广泛用治各种湿阻中焦证；又能和中止呕，各种寒热虚实之呕吐均可配伍应用，尤宜于湿浊中阻之呕吐。亦为治暑月外感风寒、内伤生冷之要药。

用法用量　内服：煎服，3～10克，鲜者加倍。广藿香叶偏于发表；广藿香梗偏于和中。鲜广藿香气味芳香，夏季可泡水代茶饮，作清凉解暑饮料。

使用注意　阴虚血燥者不宜用。

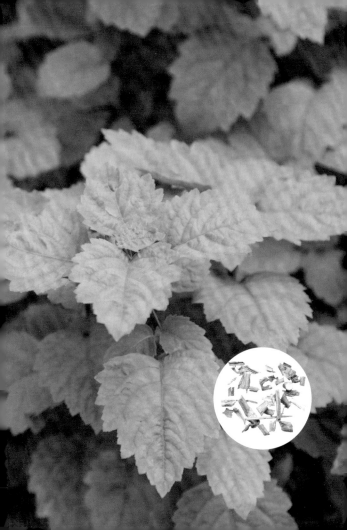

基　　原　本品为菊科植物佩兰*Eupatorium fortunei* Turcz.的干燥地上部分。

性味归经　辛，平。归脾、胃、肺经。

功　　效　芳香化湿，醒脾开胃，发表解暑。

临床应用　湿阻中焦；暑湿，湿温初起。

性能特点　本品气味芳香、性平。化湿和中之功与藿香相似而力稍缓，善化湿醒脾，祛除陈腐、辟秽和中，用治各种湿阻中焦证，尤善治脾经湿热，见口中甜腻、多涎、口臭等；又能解暑，治暑湿或湿温初起等证。

用法用量　内服：煎服，3～10克；鲜者加倍。

使用注意　阴虚、气虚者忌服。

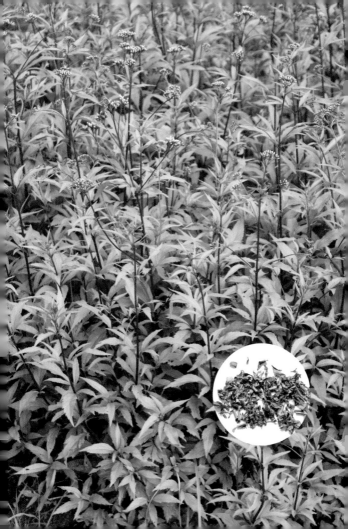

苍术

基　原　本品为菊科植物茅苍术*Atractylodes lancea*（Thunb.）DC.或北苍术*Atractylodes chinensis*（DC.）Koidz.的干燥根茎。

性味归经　辛、苦，温。归脾、胃、肝经。

功　效　燥湿健脾，祛风散寒，明目。

临床应用　湿阻中焦；风湿痹证；风寒夹湿；夜盲。

性能特点　本品辛香发散，苦温燥湿，主入脾、胃经，为燥湿健脾之要药。凡湿邪为病，不论表里，皆可配伍应用。主治湿阻中焦证、痰饮、水肿等，尤宜于寒湿中阻、脾失健运者；又能祛风散寒，治各种风湿痹证、外感风寒夹湿证。

用法用量　内服：煎服，3～9克。生用燥性强，炒用燥性稍减。

使用注意　阴虚内热、津液亏虚、表虚多汗者禁服。

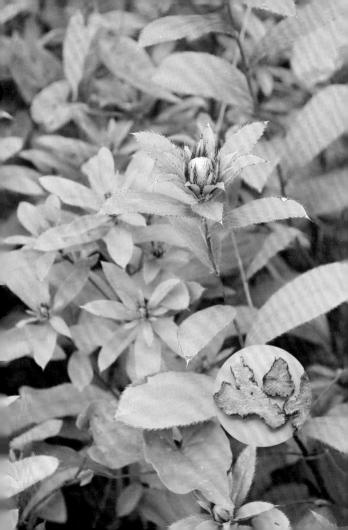

厚朴

HOU PO

基　原　本品为木兰科植物厚朴 *Magnolia officinalis* Rehd. et Wils. 或凹叶厚朴 *Magnolia officinalis* Rehd. et Wils. var. *biloba* Rehd. et Wils. 的干燥干皮、根皮及枝皮。

性味归经　苦、辛，温。归脾、胃、肺、大肠经。

功　效　燥湿消痰，下气除满。

临床应用　湿阻中焦；胃肠气滞；痰饮咳喘。

性能特点　本品辛散苦燥、性温，主入脾、胃、大肠经。长于燥湿、行气，为治消胀除满之要药，善治湿阻中焦及胃肠气滞之脘腹胀满；味苦降泄，入肺经，能消痰下气平喘，治痰饮咳喘。

用法用量　内服：煎服，3～10克。

使用注意　气虚津亏者及孕妇慎用。

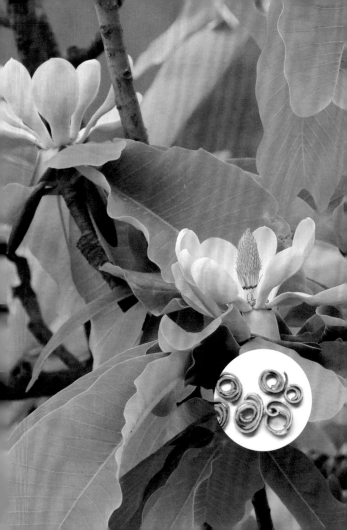

砂仁

基　原　本品为姜科植物阳春砂*Amomum villosum* Lour.、绿壳砂*Amomum villosum* Lour. var. *xanthioides* T. L. Wu et Senjen 或海南砂*Amomum longiligulare* T. L. Wu的干燥成熟果实。

性味归经　辛，温。归脾、胃、肾经。

功　效　化湿开胃，温脾止泻，理气安胎。

临床应用　湿阻中焦；脾胃虚寒，呕吐泄泻以及胎动不安等。

性能特点　本品辛香温散，主入脾、胃经。为芳香化湿、醒脾和胃之良药。善治湿浊中阻证，又长于温中行气，尤宜于中焦寒湿气滞者；温中而止呕、止泻，治脾胃虚寒之呕吐、泄泻等；理气安胎，可用于治疗妊娠恶阻、胎动不安。

用法用量　内服：煎服，3～6克，后下。

使用注意　阴虚血燥、火热内炽者禁服。

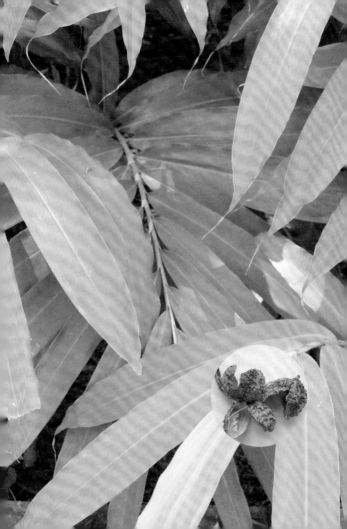

豆蔻

基　原　本品为姜科植物白豆蔻*Amomum kravanh* Pierre ex Gagnep.或爪哇白豆蔻*Amomum compactum* Soland ex Maton的干燥成熟果实。

性味归经　辛，温。归肺、脾、胃经。

功　效　化湿行气，温中止呕，开胃消食。

临床应用　湿阻中焦，脾胃气滞；湿温初起；呕吐；食积不化。

性能特点　本品气味芳香，温而不燥，辛散入肺、脾经。善宣化上、中焦之湿邪，长于化湿行气，主治湿阻中焦证、脾胃气滞证，亦常用于治疗湿温初起；温中和胃止呕，治多种呕吐证，尤宜于治胃寒湿阻气滞之呕吐。

用法用量　内服：煎服，3~6克，后下。

使用注意　阴虚血燥者慎用。

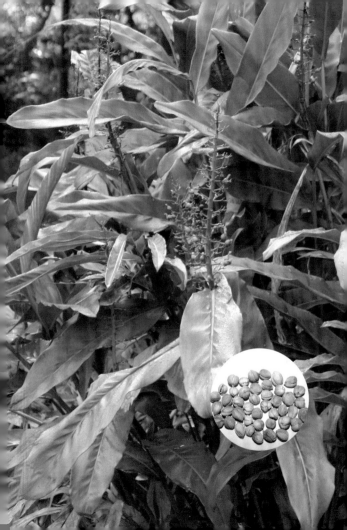

草豆蔻

基　原　本品为姜科植物草豆蔻*Alpinia katsumadai* Hayata的干燥近成熟种子。

性味归经　辛，温。归脾、胃经。

功　效　燥湿行气，温中止呕。

临床应用　寒湿中阻气滞；寒湿呕吐。

性能特点　本品辛香温燥。善燥湿行气，可治寒湿中阻气滞证；又温中止呕，治寒湿呕吐；燥湿温中而止泻，治寒湿内盛之腹痛泻痢。

用法用量　内服：煎服，3～6克，用时捣碎。

使用注意　阴虚血燥、津液不足者禁服。

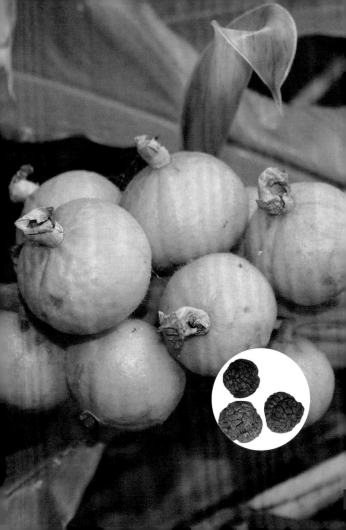

利水渗湿药

LI SHUI SHEN SHI YAO

利水消肿药　利尿通淋药　利湿退黄药

茯苓

FU LING

基　原　本品为多孔菌科真菌茯苓 *Poria cocos* (Schw.) Wolf的干燥菌核。

性味归经　甘、淡，平。归心、脾、肾经。

功　效　利水渗湿，健脾，宁心安神。

临床应用　水肿，小便不利；痰饮；脾虚泄泻以及心悸失眠等。

性能特点　本品淡渗甘补，药性平和。既可祛邪，又可扶正，利水而不伤正气，为利水消肿之要药，可用于寒热虚实各种水肿；又善渗湿健脾，治水湿，有标本兼顾之功，常用于治疗痰饮及脾虚诸证；尚能宁心安神，为治心悸失眠之良药。

用法用量　内服：煎服，10～15克。

使用注意　虚寒精滑或气虚下陷者忌服。

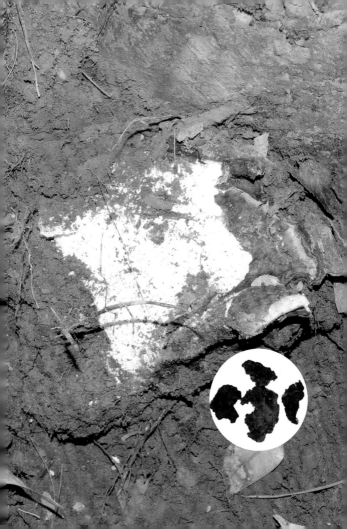

泽泻

基　原　本品为泽泻科植物泽泻*Alisma orientale* (Sam.) Juzep.的干燥块茎。

性味归经　甘、淡，寒。归肾、膀胱经。

功　效　利水渗湿，泄热。

临床应用　水肿，小便不利，痰饮，泄泻；淋证以及带下等。

性能特点　本品甘淡性寒，淡渗利水作用较强，又善泻肾与膀胱之热，常用于水湿内停之水肿、小便不利、痰饮、泄泻及下焦湿热之淋浊、带下等证。在滋肾阴药中加本品，可泻相火，以保真阴。

用法用量　内服：煎服，6～10克。

使用注意　肾虚精滑者忌服。

利水渗湿药　→　利水消肿药

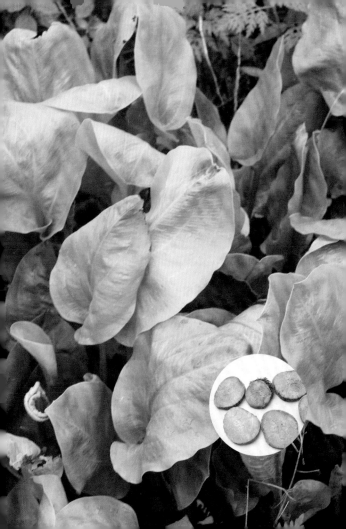

薏苡仁

基　原　本品为禾本科植物薏苡 *Coix lacryma-jobi.* L. *var.mayuen* (Roman.) Stapf的干燥成熟种仁。

性味归经　甘、淡，凉。归脾、胃、肺经。

功　效　利水渗湿，健脾止泻，除痹，清热排脓。

临床应用　水肿，小便不利；脾虚泄泻；湿痹。

性能特点　本品淡渗甘补，既能利水渗湿，又能健脾止泻。且利水不伤正，补脾不滋腻，为淡渗清补之品。故凡水湿患者均可用之，尤宜于脾虚湿滞者；有渗湿舒筋缓急之功，善治湿痹拘挛。

用法用量　内服：煎服，9～30克。清利湿热宜生用，健脾止泻宜炒用。

使用注意　本品力缓，宜多服久服。脾虚无湿、大便燥结者及孕妇慎服。

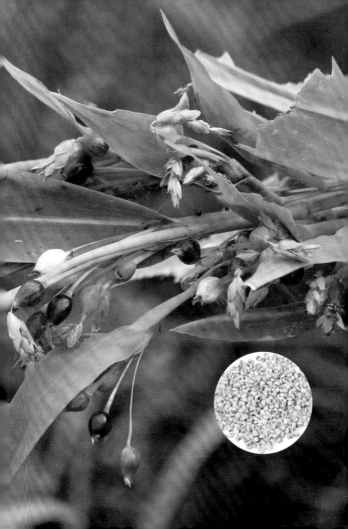

冬瓜皮

基 原 本品为葫芦科植物冬瓜*Benincasa hispida* (Thunb.) Cogn.的干燥外层果皮。

性味归经 甘,凉。归脾、小肠经。

功 效 利尿消肿,清热解暑。

临床应用 水肿,小便不利;暑热烦渴。

性能特点 本品甘凉,善走肌肤以行水消肿,用治水肿、小便不利,可药食两用;又可清解暑热,亦为治暑热烦渴之常用药。

用法用量 内服:煎服,9～30克。

使用注意 因营养不良而致之虚肿者慎用。

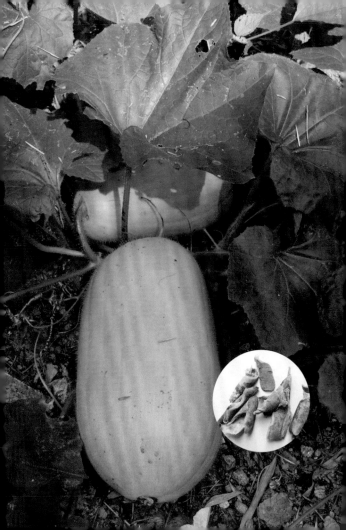

玉米须

基　原　本品为禾本科植物玉米 *Zea mays* L.的花柱和花头。

性味归经　甘，平。归膀胱、肝、胆经。

功　效　利水消肿，利湿退黄。

临床应用　水肿，小便不利；黄疸。

性能特点　本品既善利水以消肿、通淋，用治水肿小便不利及湿热淋证；又善利湿退黄，因其药性平和，故阳黄、阴黄均常用之。

用法用量　内服：煎服，30～60克；鲜品加倍。

使用注意　煮食时去苞须；不作药用时勿服。

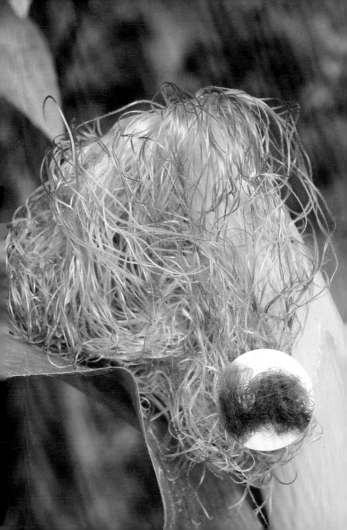

车前子

基　原　本品为车前科植物车前*Plantago asiatica* L.或平车前*Plantago depressa* Willd.的干燥成熟种子。

性味归经　甘，寒。归肝、肾、肺、小肠经。

功　效　利尿通淋，渗湿止泻，清肝明目，清肺化痰。

临床应用　淋证，水肿；泄泻；目赤肿痛；痰热咳嗽。

性能特点　本品甘寒性降，既善通利水道，清膀胱热结，用于治疗湿热淋证及水肿、小便不利；又善渗湿止泻，利小便以实大便，尤宜于治湿盛之水泻；尚能清肝明目、清肺化痰，用治肝热目赤及肺热痰黄等证。

用法用量　内服：煎服，9～15克，包煎。

使用注意　肾虚精滑、内无湿热者慎服。

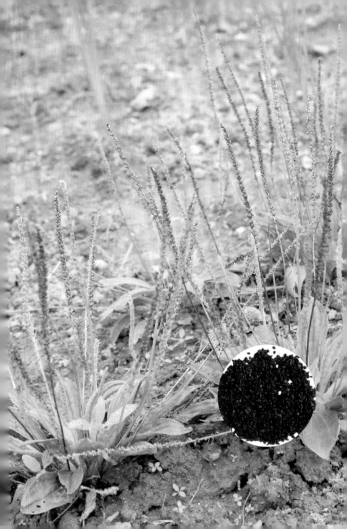

滑石

基　原　本品为硅酸盐类矿物滑石族滑石，主含水硅酸镁[$Mg_3(Si_4O_{10}) \cdot (OH)_2$]。

性味归经　甘、淡，寒。归膀胱、肺、胃经。

功　效　利尿通淋，清热解暑；外用祛湿敛疮。

临床应用　热淋，石淋；暑温，湿温；湿疮，湿疹，痱子。

性能特点　本品甘淡滑利、性寒清降，入膀胱与肺、胃经。既善渗湿利尿以通淋，又善清热解暑除烦渴，为治湿热淋证及暑热烦渴之要药；外用尚能收湿敛疮，为治湿疹、湿疮、痱子所常用药。

用法用量　内服：煎服，10～20克；宜包煎。外用：适量。

使用注意　脾虚、热病伤津者忌用。

利水渗湿药 → 利尿通淋药

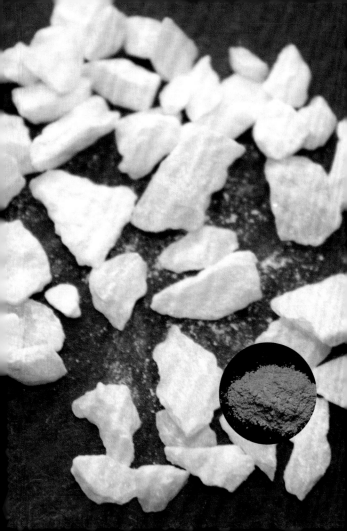

通草

基　原　本品为五加科植物通脱木 *Tetrapanax papyrifer* (Hook.) K. Koch的干燥茎髓。

性味归经　甘、淡，微寒。归肺、胃经。

功　效　利尿通淋，通气下乳。

临床应用　淋证，水肿；产后乳汁不下。

性能特点　本品甘淡渗湿，微寒清降。入肺经，引热下降而利小便；入胃经，通胃气上达而下乳，故善治湿热淋证、水肿及产后乳汁不下。

用法用量　内服：煎服，3~5克。

使用注意　孕妇慎用。

利水渗湿药 → 利尿通淋药

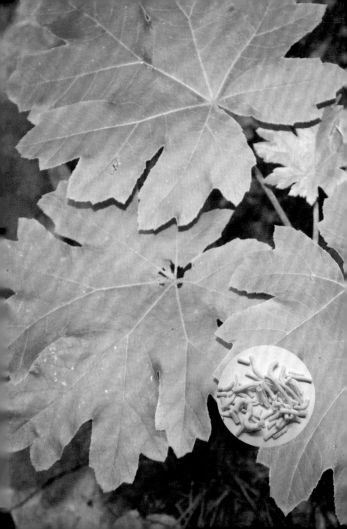

石韦

基　原　本品为水龙骨科植物庐山石韦*Pyrrosia sheareri* (Bak.) Ching、石韦*Pyrrosia lingua*（Thunb.）Farwell 或有柄石韦*Pyrrosia petiolosa*（Christ）Ching的干燥叶。

性味归经　甘、苦，微寒。归肺、膀胱经。

功　效　利尿通淋，清肺止咳，凉血止血。

临床应用　淋证；肺热咳喘；血热出血。

性能特点　本品药性寒凉，善清利膀胱而通淋，兼可止血，尤宜于治疗血淋；又入肺经，可清肺热、止咳喘，用于肺热咳喘；尚能凉血止血，用治血热出血证。

用法用量　内服：煎服，6～12克。

使用注意　阴虚及无湿热者忌服。

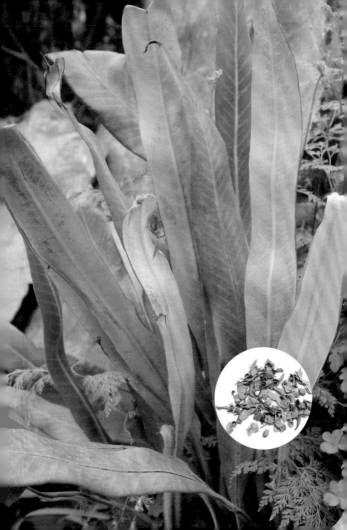

萆薢

基　原　本品为薯蓣科植物绵萆薢 *Dioscorea spongiosa* J.Q.Xi,M.Mizuno et W.L.Zhao、粉背薯蓣 *Dioscorea hypoglauca* Palibin或福州薯蓣 *Dioscorea futschauensis* Uline ex R.kunth的干燥根茎。

性味归经　苦，平。归肾、胃经。

功　效　利湿去浊，祛风除痹。

临床应用　膏淋，带下；风湿痹证。

性能特点　本品尤善利湿而分清去浊，为治膏淋之要药；又具祛风除湿、舒筋通络之功效，因药性平和，可用于寒湿及湿热痹证。

用法用量　内服：煎服，10～15克。

使用注意　肾虚阴亏者忌服。

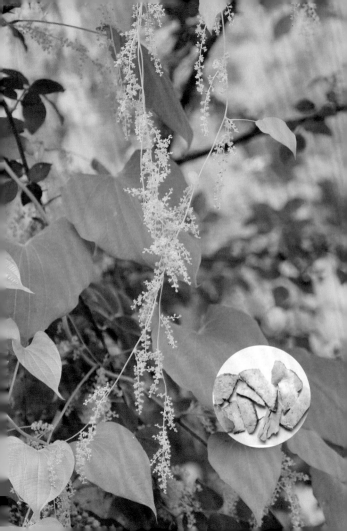

茵陈

基　原　本品为菊科植物滨蒿*Artemisia scoparia* Waldst. et Kit.或茵陈蒿*Artemisia capillaris* Thunb.的干燥地上部分。

性味归经　苦、辛，微寒。归脾、胃、肝、胆经。

功　效　清利湿热，利胆退黄。

临床应用　黄疸；湿温，湿疮，湿疹。

性能特点　本品性味苦寒，降泄清热。善清利脾胃、肝胆湿热，为退黄之要药。黄疸之湿热阳黄最宜，寒湿阴黄亦可配伍应用。尚可用治湿温病、湿疮、湿疹。

用法用量　内服：煎服，6～15克。外用：适量，煎汤熏洗。

使用注意　非因湿热引起的发黄者忌服。

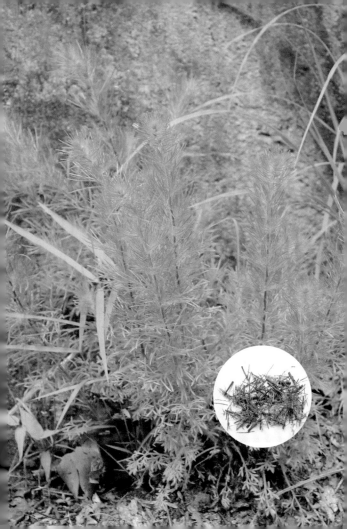

金钱草

基　原　本品为报春花科植物过路黄 *Lysimachia christinae* Hance 的干燥全草。

性味归经　甘、咸，微寒。归肝、胆、肾、膀胱经。

功　效　除湿退黄，利尿通淋，解毒消肿。

临床应用　湿热黄疸，胆胀胁痛；石淋、热淋及痈肿疔疮等。

性能特点　本品甘淡利尿，咸以软坚，微寒清热。既入肝、胆经，可清利湿热、利胆退黄，为治湿热黄疸之良品；又入肾与膀胱经，长于利尿通淋、排石，为治石淋之要药。尚能解毒消肿，治痈疮肿毒、毒蛇咬伤。

用法用量　内服：煎服，15～60克。外用：适量。

使用注意　凡阴疽诸毒、脾虚泄泻者，忌捣汁生服。

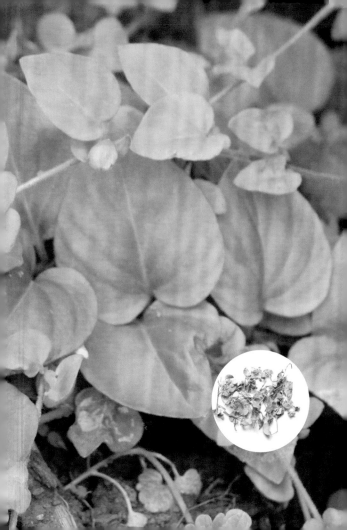

虎杖

基　原　本品为蓼科植物虎杖 *Polygonum cuspidatum* Sieb. et Zucc.的干燥根茎和根。

性味归经　微苦，微寒。归肝、胆、肺经。

功　效　利湿退黄，清热解毒，散瘀止痛以及止咳化痰等。

临床应用　湿热黄疸，淋浊带下；水、火烫伤，疮痈肿毒；经闭。

性能特点　本品苦泄寒清，善降泄肝胆湿热而利胆退黄，用治湿热黄疸、淋浊带下；又善活血化瘀、通经止痛，治血瘀经闭、痛经、跌打损伤等证；并能清肺化痰止咳，治肺热咳嗽。尚可清热解毒、泻热通便。

用法用量　内服：煎服，9～15克。外用：适量，制成煎液或油膏涂敷。

使用注意　孕妇忌服。

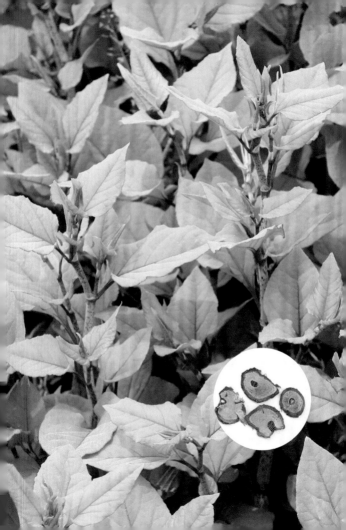

垂盆草

基　原　本品为景天科植物垂盆草 *Sedum sarmentosum* Bunge的干燥全草。

性味归经　甘、淡，凉。归肝、胆、小肠经。

功　效　利湿退黄，清热解毒。

临床应用　湿热黄疸；痈肿疮毒。

性能特点　本品既善利湿退黄，治湿热黄疸；又能清热解毒，治痈肿疮毒。

用法用量　内服：煎服，15～30克。

使用注意　脾胃虚寒者慎用。

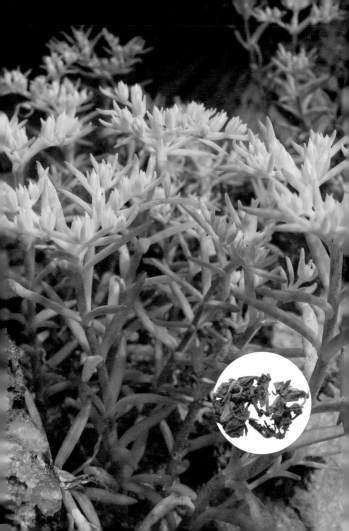

温里药

WEN LI YAO

附子

基　原　本品为毛茛科植物乌头*Aconitum carmichaeli* Debx.的子根的加工品。

性味归经　辛、甘，大热；有毒。归心、肾、脾经。

功　效　回阳救逆，补火助阳，散寒止痛。

临床应用　亡阳证；阳虚证；寒湿痹证。

性能特点　本品辛甘大热，走而不守。能峻补欲竭之真阳，追复散失之元阳，素有"回阳救逆第一品药"之称。主入心、肾、脾经，上助心阳以通脉，中温脾阳以散寒，下补肾阳以益火，既是治亡阳证之要药，又善治肾、脾、心阳虚诸证。

用法用量　内服：煎服，3～15克，先煎，久煎。

使用注意　热证、阴虚阳亢者忌用；孕妇慎用；不宜与半夏、瓜蒌、瓜蒌子、瓜蒌皮、天花粉、川贝母、浙贝母、平贝母、伊贝母、湖北贝母、白蔹、白及同用。

温里药

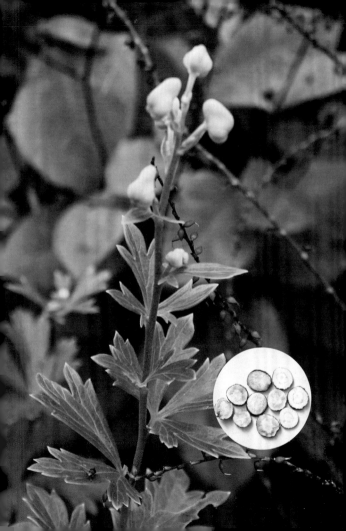

干姜

基　原　本品为姜科植物姜 *Zingiber officinale* Rosc.的干燥根茎。

性味归经　辛，热。归脾、胃、肾、心、肺经。

功　效　温中散寒，回阳通脉，温肺化饮。

临床应用　脾胃寒证；亡阳证；寒饮喘咳。

性能特点　本品辛热偏燥，走守兼备。主入脾、胃而长于温脾胃之阳，祛脾胃之寒，为温中散寒之要药，可治脾胃寒证，实寒、虚寒均可应用；又入心、肾经，回阳之力虽不如附子，但每与其配伍，可增其疗效，以便减其毒性。

用法用量　内服：煎服，3~10克。

使用注意　阴虚内热、血热妄行者忌用；孕妇慎用。

238 ┃ 239　中药学药物速认速查小红书　　　　　　　　　　　**温里药**

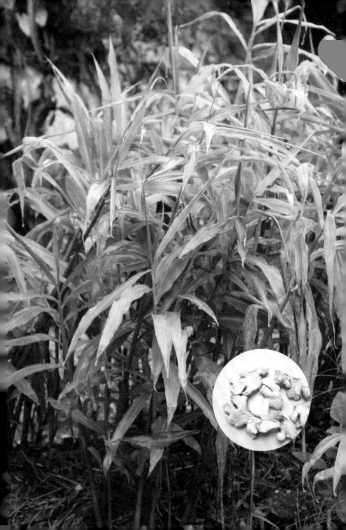

吴茱萸

基　原　本品为芸香科植物吴茱萸 *Euodia rutaecarpa*（Juss.）Benth.、石虎 *Euodia rutaecarpa*（Juss.）Benth. var. *officinalis*（Dode）Huang 或疏毛吴茱萸 *Euodia rutaecarpa*（Juss.）Benth. var. *bodinieri*（Dode）Huang的干燥近成熟果实。

性味归经　辛、苦，热；有小毒。归肝、脾、胃、肾经。

功　效　散寒止痛，降逆止呕，助阳止泻。

临床应用　寒滞肝脉诸痛证；呕吐吞酸；虚寒泄泻。

性能特点　本品辛散苦降，性热燥烈，主入肝经。既散肝经之寒邪，又疏肝气之郁滞，为治肝寒气滞诸痛之主药，常用于寒滞肝脉之寒疝腹痛、厥阴头痛、寒凝痛经及寒湿脚气肿痛等证。

用法用量　内服：煎服，2～5克。外用：适量。

使用注意　有小毒，宜慎用，阴虚有热者忌用；孕妇慎用。

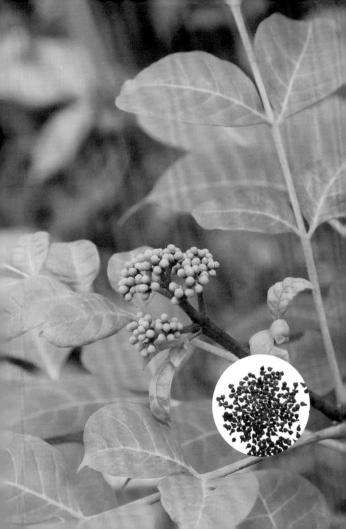

小茴香

XIAO HUI XIANG

基 原 本品为伞形科植物茴香*Foeniculum vulgare* Mill.的干燥成熟果实。

性味归经 辛，温。归肝、肾、脾、胃经。

功 效 散寒止痛，理气和胃。

临床应用 寒疝，睾丸偏坠，少腹冷痛，痛经；中焦寒凝气滞证。

性能特点 本品辛散温通，主入肝、肾，能温肾暖肝、散寒止痛，善治下焦寒凝气滞诸证，为治寒疝腹痛之要药；且入脾、胃经，善理脾胃之气而开胃、止呕，可治中焦寒凝气滞之脘腹胀痛等。

用法用量 内服：煎服，3～6克。盐炙小茴香暖肾散寒止痛，用于寒疝腹痛、睾丸偏坠、经寒腹痛。

使用注意 阴虚火旺者慎服。

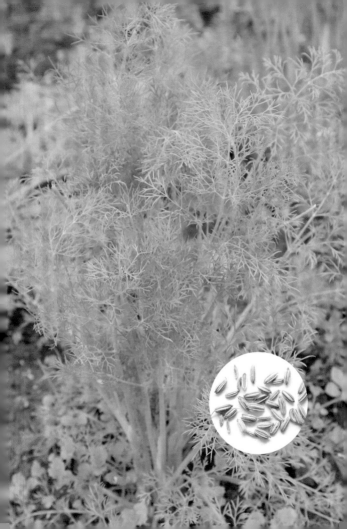

花椒

基　原　本品为芸香科植物青椒*Zanthoxylum schinifolium* Sieb. et Zucc.或花椒*Zanthoxylum bungeanum* Maxim.的干燥成熟果皮。

性味归经　辛，温。归脾、胃、肾经。

功　效　温中止痛，杀虫止痒。

临床应用　脾胃寒证；湿疹瘙痒。

性能特点　本品辛散温燥，主入脾、胃经。既能温胃散寒以止痛，又能温脾燥湿以止泻，善治中寒腹痛、寒湿吐泻；兼入肾经，并可杀虫止痒，内服可治虫积腹痛，外用善治湿疹瘙痒、阴痒。

用法用量　内服：煎服，3～6克。外用：适量，煎汤熏洗。

使用注意　阴虚内热者忌用。

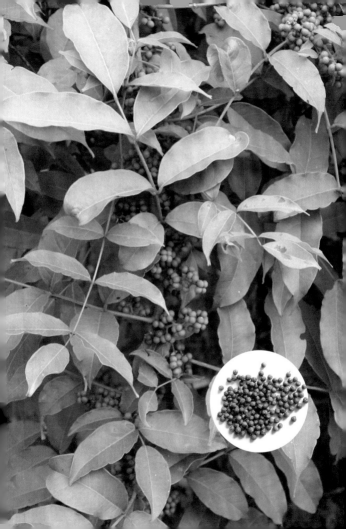

高良姜

基　原　本品为姜科植物高良姜*Alpinia officinarum* Hance的干燥根茎。

性味归经　辛，热。归脾、胃经。

功　效　温胃止呕，散寒止痛。

临床应用　胃寒腹痛；胃寒呕吐。

性能特点　本品善驱散胃中之寒邪而止痛、止呕，用治胃脘冷痛、呕吐、嗳气吞酸等证。

用法用量　内服：煎服，3～6克。

使用注意　阴虚有热者忌服。

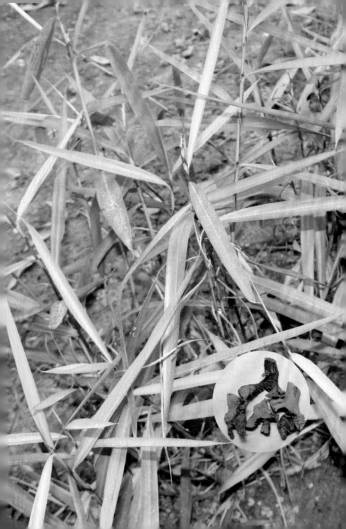

荜茇

基　　原　本品为胡椒科植物荜茇*Piper longum* L.的干燥近成熟或成熟果穗。

性味归经　辛，热。归胃、大肠经。

功　　效　温中散寒，下气止痛。

临床应用　胃寒腹痛，呕吐泄泻；头痛，牙痛以及胸痹心痛等。

性能特点　本品既善温中散寒，又能行气止痛，除治脾胃寒证之腹痛、呕吐、泄泻外，亦可治寒凝气滞之胸痹心痛、头痛及龋齿疼痛。

用法用量　内服：煎服，1～3克。外用：适量，研末塞龋齿孔中。

使用注意　实热郁火、阴虚火旺者忌服。

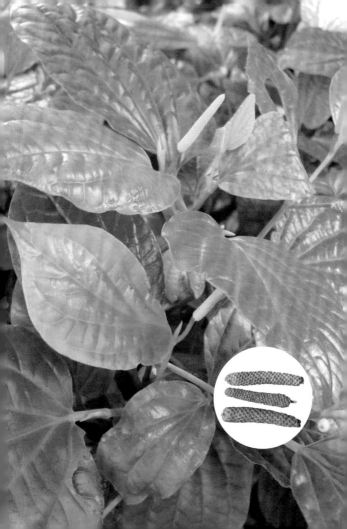

荜澄茄

基　原　本品为樟科植物山鸡椒 *Litsea cubeba* (Lour.) Pers.的干燥成熟果实。

性味归经　辛，温。归脾、胃、肾、膀胱经。

功　效　温中散寒，行气止痛。

临床应用　脾胃寒证；寒疝腹痛。

性能特点　本品辛散温通，主入脾、胃经。善温中散寒止痛，治脾胃寒证；兼入肾与膀胱经，能暖肾散寒、行气止痛，治寒疝腹痛、肾与膀胱虚冷之小便不利或寒湿郁滞之小便混浊。

用法用量　内服：煎服，1~3克。

使用注意　阴虚血分有热、发热咳嗽者禁用。

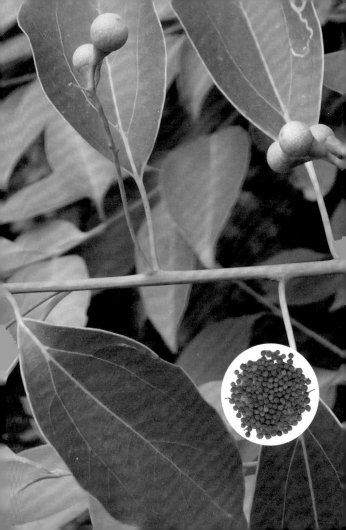

山奈

基 原 本品为姜科植物山奈 *Kaempferia galanga* L.的干燥根茎。

性味归经 辛，温。归胃经。

功 效 行气温中，消食，止痛。

临床应用 胸膈胀满，脘腹冷痛；食积不化。

性能特点 本品辛散温通，专入胃经。既可温中行气止痛，又可消食和胃，善治脘腹冷痛、胸膈胀满、饮食不消等证。

用法用量 内服：煎服，6~9克。

使用注意 阴虚血亏、胃有郁火者忌用。

温里药

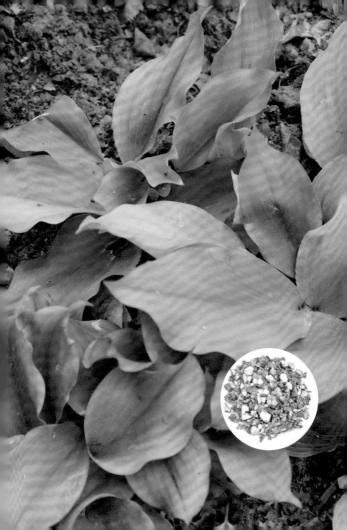

理气药

LI QI YAO

陈皮

基　　原　本品为芸香科植物橘*Citrus reticulata* Blanco 及其栽培变种的干燥成熟果皮。

性味归经　苦、辛，温。归肺、脾经。

功　　效　理气健脾，燥湿化痰。

临床应用　脾胃气滞证；痰湿壅滞。

性能特点　本品芳香醒脾，作用温和。长于行脾胃之气，故凡脾胃气滞证皆可选用，为理气健脾之佳品，因其既能理气又能润燥湿，故尤适用于湿浊中阻之脾胃气滞证；辛行苦泄温通，既能润燥湿化痰，又能温化寒痰，常用于治疗湿痰、寒痰。

用法用量　内服：煎服，3～10克。

使用注意　气虚及阴虚燥咳患者不宜。吐血症慎服。

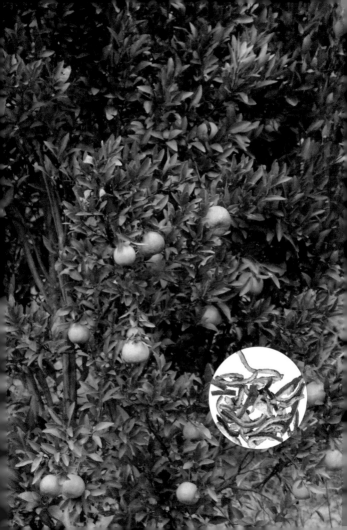

枳实

基　原　本品为芸香科植物酸橙*Citrus aurantium* L. 及其栽培变种或甜橙*Citrus sinensis* Osbeck的干燥幼果。

性味归经　苦、辛、酸，微寒。归脾、胃经。

功　效　破气消积，化痰除痞。

临床应用　胃肠气滞；痰阻气滞。

性能特点　本品辛散苦降，气雄性猛。行气作用力强，为破气除痞之要药，适用于肠胃气滞之脘腹痞满证。饮食积滞、邪热蕴结大肠、湿热积滞等各种原因导致的气机不畅，均可用之。但其破气之功易伤正气，若非邪实者用之宜慎。

用法用量　内服：煎服，3～10克。炒后药性较平缓。

使用注意　脾胃虚弱者及孕妇慎用。

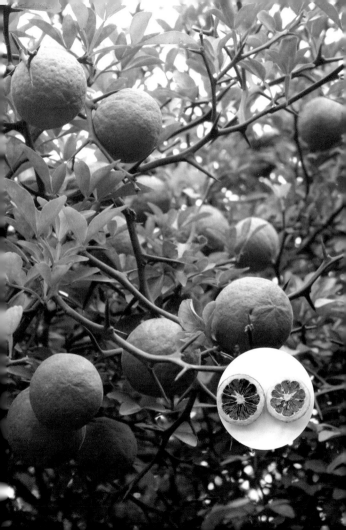

木香

基　原　本品为菊科植物木香 *Aucklandia lappa* Decne.
的干燥根。

性味归经　辛、苦，温。归脾、胃、大肠、三
焦、胆经。

功　效　行气止痛，健脾消食。

临床应用　脾胃气滞；大肠气滞；肝胆气滞。

性能特点　本品辛行苦泄温通，芳香气烈味厚。长于
通畅气机，用于多种气滞疼痛证，善于通行脾胃之气
滞，并有较好的行气止痛作用，为治脾胃气滞、脘腹
胀痛的要药；亦善于通行大肠气滞而除后重；亦可疏
利肝胆气滞。

用法用量　内服：煎服，3～6克。生用行气力强，煨
用宜于止泻。

使用注意　阴虚津亏、火旺者慎用。

理气药

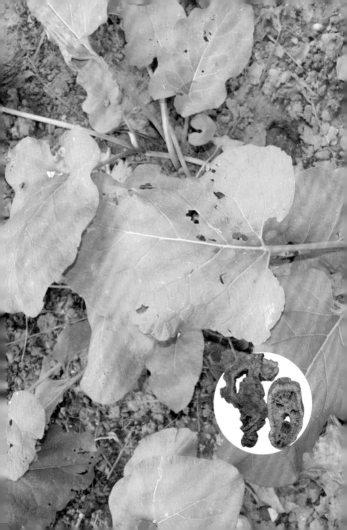

香附

基　　原　本品为莎草科植物莎草*Cyperus rotundus* L.的干燥根茎。

性味归经　辛、微苦、微甘，平。归肝、脾、三焦经。

功　　效　疏肝解郁，理气宽中，调经止痛。

临床应用　肝郁气滞；月经不调，痛经，乳房胀痛。

性能特点　本品微甘、性平而无寒热之偏，辛散行气。善疏肝气之郁结，为疏肝行气止痛之要药；又能理气宽中，亦可用于脾胃气滞、脘腹痞闷、胀满疼痛；尤善行血中之气，畅达气机而止痛，为妇科调经之要药。

用法用量　内服：煎服，6～10克。

使用注意　凡气虚无滞、阴虚血热者忌服。

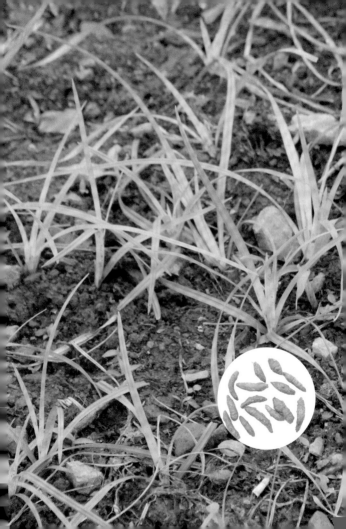

乌药

基　原　本品为樟科植物乌药 *Lindera aggregata* (Sims) Kosterm.的干燥块根。

性味归经　辛，温。归肺、脾、肾、膀胱经。

功　效　行气止痛，温肾散寒。

临床应用　寒凝气滞；遗尿，尿频。

性能特点　本品辛温行散祛寒，宣畅三焦气机。上达肺金，中入脾土，调理胸腹气机，主治寒凝气滞所致之胸腹诸痛证；下走肾与膀胱经，温肾而散膀胱虚寒，为治遗尿、尿频之常用药。

用法用量　内服：煎服，6~10克。

使用注意　气虚者及内热证患者禁服；孕妇及体虚者慎服。

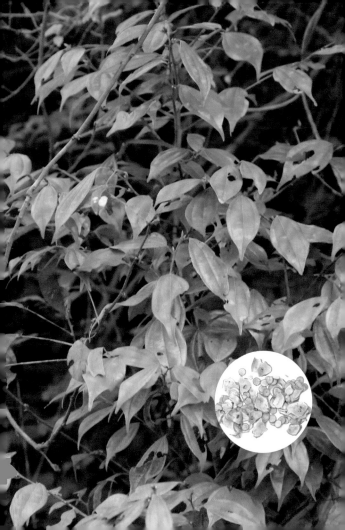

沉香

基　原　本品为瑞香科植物白木香*Aquilaria sinensis* (Lour.) Gilg含有树脂的木材。

性味归经　辛，苦，微温。归脾、胃、肾经。

功　效　行气止痛，温中止呕，纳气平喘。

临床应用　寒凝气滞；胃寒呕吐；虚喘。

性能特点　本品气味芳香，辛散温通，温而不燥。偏重于中、下焦，中焦则善散胸腹阴寒邪气而止痛，下焦则温肾纳气。其兼有苦泄降逆之性，既长于降逆止呕，又可降逆平喘，故对寒凝气滞之胸腹痞满胀痛、胃寒呕吐呃逆、肾虚气逆喘急者效果佳。

用法用量　内服：煎服，1~5克，后下。

使用注意　阴虚火旺、气虚下陷者慎用。

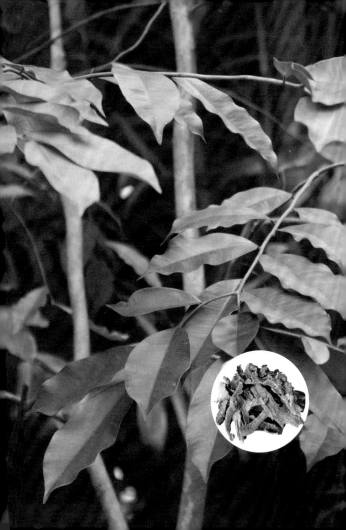

檀香

基　原　本品为檀香科植物檀香*Santalum album* L.树干的干燥心材。

性味归经　辛，温。归脾、胃、心、肺经。

功　效　行气温中，开胃止痛。

临床应用　寒凝气滞诸证。

性能特点　本品气味芳香，辛香温通而行气散寒止痛。偏重于上、中焦，上能宣畅胸膈气机而宽胸利膈止痛，以除胸痹；中能温散脾胃寒凝而畅脾开胃止痛，以除中寒。经配伍后亦可用治胸脘气滞、心腹冷痛，或胃寒呕吐等证。

用法用量　内服：煎服，2～5克。

使用注意　阴虚火旺、气热吐衄者慎服。

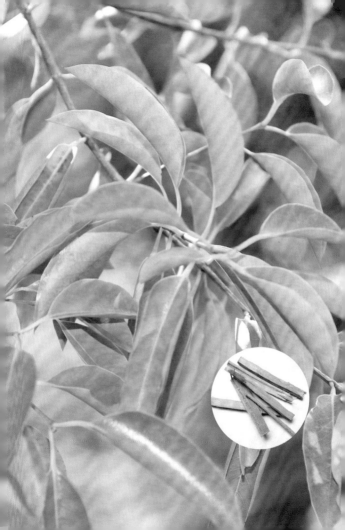

川楝子

基　原　本品为楝科植物川楝*Melia toosendan* Sieb. et Zucc.的干燥成熟果实。

性味归经　苦，寒；有小毒。归肝、小肠、膀胱经。

功　效　疏肝泄热，行气止痛，杀虫。

临床应用　胸胁疼痛；虫积腹痛。

性能特点　本品苦寒降泄，既善疏肝气、止疼痛，又善清肝火、泻郁热，故可治肝郁气滞、肝胃失和、疝气腹痛等，以肝郁有热者最为适宜。其杀虫疗癣之能，可用治虫积腹痛及头癣。

用法用量　内服：煎服，5～10克，炒用寒性降低。外用：适量，研末调涂。

使用注意　本品苦寒，脾胃虚寒者慎用；孕妇忌用。

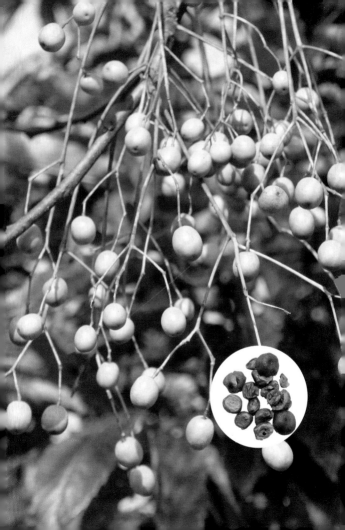

荔枝核

基　原　本品为无患子科植物荔枝 *Litchi chinensis* Sonn. 的干燥成熟种子。

性味归经　甘、微苦，温。归肝、肾经。

功　效　行气散结，散寒止痛。

临床应用　疝气腹痛，睾丸肿痛；气滞疼痛。

性能特点　本品辛行苦泄温通，主入肝经，亦入胃经。既可理气，又可祛寒，故适用于寒凝肝脉，肝郁气滞之疝气腹痛、睾丸肿痛、痛经及肝胃不和之胃脘疼痛者。

用法用量　内服：煎服，5～10克。

使用注意　无寒湿滞气者勿服。

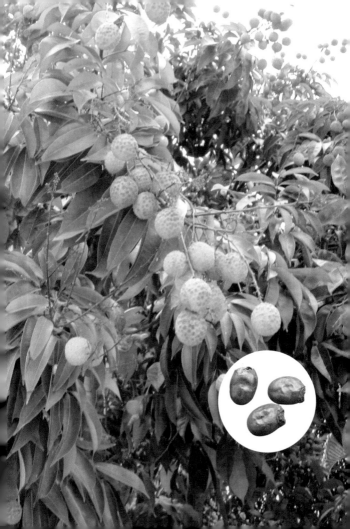

佛手

基　原　本品为芸香科植物佛手*Citrus medica* L. var. *sarcodactylis* Swingle的干燥果实。

性味归经　辛、苦、酸，温。归肝、脾、胃、肺经。

功　效　疏肝理气，和胃止痛，燥湿化痰。

临床应用　肝郁气滞；脾胃气滞；痰湿壅肺。

性能特点　本品清香浓郁，药食俱佳，醒脾开胃。既能辛行苦泄而疏理肝气，又能苦温燥湿而健脾化痰，兼有理肺化痰之功效，多用于肝郁气滞、肝胃不和及脾胃气滞证，亦治痰湿壅肺之咳嗽胸痛。

用法用量　内服：煎服，3~10克。

使用注意　阴虚有火，无气滞症状者慎服。

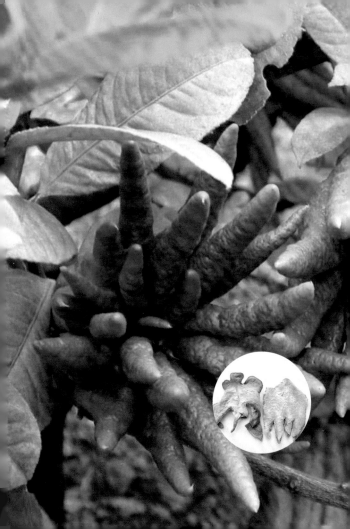

玫瑰花

基　原　本品为蔷薇科植物玫瑰 *Rosa rugosa* Thunb. 的干燥花蕾。

性味归经　甘、微苦，温。归肝、脾经。

功　效　行气解郁，和血，止痛。

临床应用　肝郁气滞；跌打损伤。

性能特点　本品芳香气浓，清而不浊，和而不猛，柔肝醒脾，行气活血，兼以苦泄，药性平和。既能疏肝解郁，又能醒脾和胃，并能止痛，治肝胃不和，亦治气滞血瘀诸证。

用法用量　内服：煎服或泡服，3～6克。

使用注意　阴虚火旺者慎服。

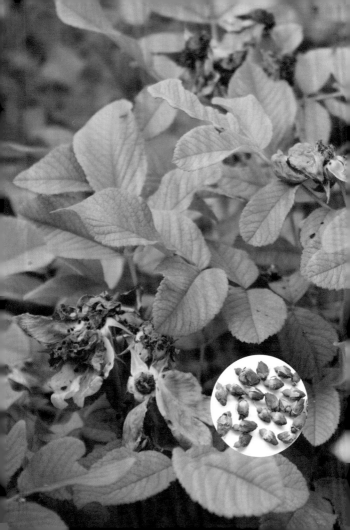

柿蒂

基原 本品为柿树科植物柿*Diospyros kaki* Thunb. 的干燥宿萼。

性味归经 苦、涩，平。归胃经。

功效 降气止呃。

临床应用 呃逆。

性能特点 本品苦而降泄，可与丁香、生姜配伍，如柿蒂汤；治脾胃虚寒呃逆，可与人参、丁香等配伍，如丁香柿蒂汤；若治胃热呃逆，可与竹茹、芦根等配伍；治痰湿壅滞之呃逆，可与半夏、旋覆花、代赭石等配伍。

用法用量 内服：煎服，5～10克。

使用注意 气虚下陷者忌用。

理气药

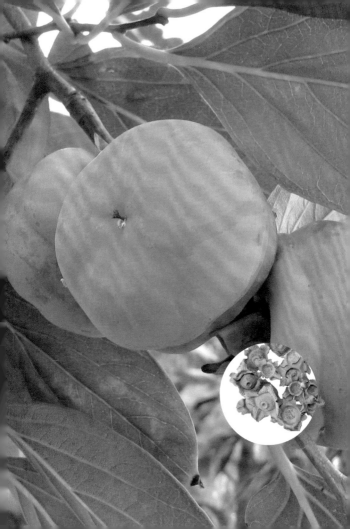

刀豆

基　原　本品为豆科植物刀豆 *Canavalia gladiata* (Jacq.)DC.的干燥成熟种子。

性味归经　甘，温。归胃、肾经。

功　效　降气止呃，温肾助阳。

临床应用　呃逆，呕吐；肾虚腰痛。

性能特点　本品性主沉降，甘温补益。暖胃则温中下气止呃，用治虚寒呃逆；温肾则益火助阳壮腰，用治肾虚腰痛。

用法用量　内服：煎服，6～9克。

使用注意　胃热盛者慎服。

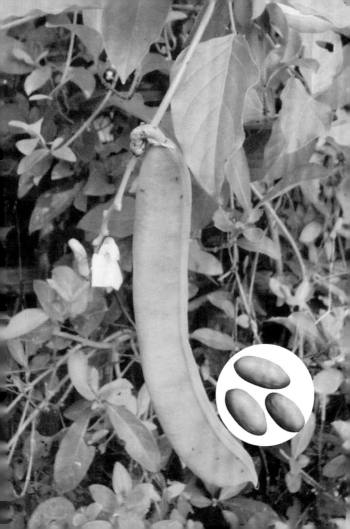

九香虫

基　原　本品为蝽科昆虫九香虫*Aspongopus chinensis* Dallas的干燥体。

性味归经　咸，温。归肝、脾、肾经。

功　效　理气止痛，温中助阳。

临床应用　气滞疼痛；肾阳虚。

性能特点　本品为咸温之体并行散走窜，入肝胃而温利胸膈，走肾经而温其元阳。能壮脾胃之元阳，理胸膈之凝滞，常用于治疗肝胃不和或寒郁中焦脘腹胁肋胀痛及肾阳虚之阳痿早泄。

用法用量　内服：煎服，3~9克。

使用注意　阴虚阳亢者慎服。

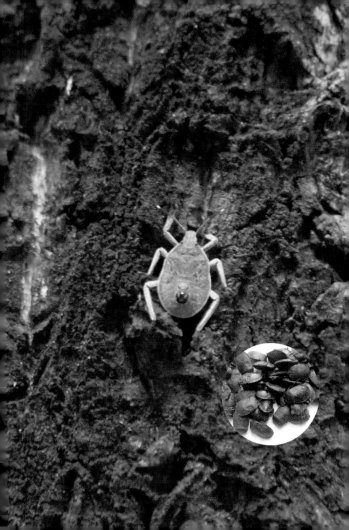

娑罗子

基　原　本品为七叶树科植物七叶树 *Aesculus chinensis* Bge.、浙江七叶树 *Aesculus chinensis* Bge. var. *chekiangensis*（Hu et Fang）Fang 或天师栗 *Aesculus wilsonii* Rehd. 的干燥成熟种子。

性味归经　甘，温。归肝、胃经。

功　效　疏肝理气，和胃止痛。

临床应用　胸胁脘腹胀痛。

性能特点　本品甘温之性，入肝、胃二经。既能疏理肝气而解郁，又能理气宽中以除胀，适用于肝郁气滞之乳房胀痛及肝胃气滞之胁肋脘腹胀痛，而以偏寒者为宜。

用法用量　内服：煎服，3～9克。

使用注意　气虚及阴虚者忌用。

284 ｜ 285　　中药学药物速认速查小红书

理气药

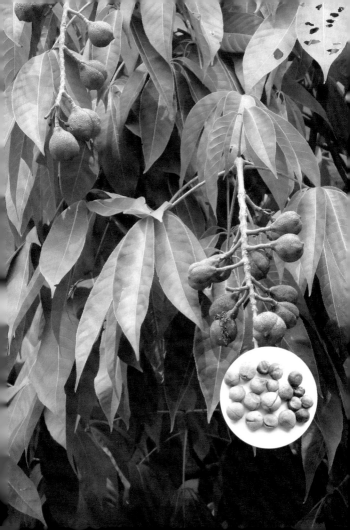

消食药

XIAO SHI YAO

山楂

基　原　本品为蔷薇科植物山里红 *Crataegus pinnatifida* Bge.var.*major* N.E.Br.或山楂 *Crataegus pinnatifida* Bge.的干燥成熟果实。

性味归经　酸、甘，微温。归脾、胃、肝经。

功　效　消食健胃，行气散瘀，化浊降脂。

临床应用　食积；泻痢腹痛；瘀血证。

性能特点　本品味酸而甘，性微温，入脾、胃经。长于消食化积、健脾开胃，又能行气，可治多种饮食积滞之证，尤为消化油腻肉食积滞之要药；归肝经而入血分，又善活血化瘀，但化瘀血而不伤新血，多用治产后瘀滞腹痛、恶露不尽、经闭、痛经等妇科经产诸证。

用法用量　内服：煎服，9～12克。

使用注意　胃酸过多者慎用；脾胃虚弱而无积滞者慎用。

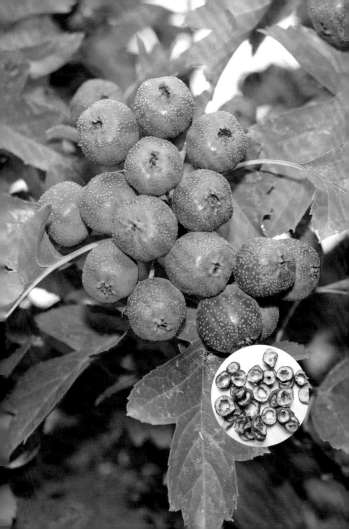

麦芽

基　原　本品为禾本科植物大麦*Hordeum vulgare* L.的成熟果实经发芽干燥的炮制加工品。

性味归经　甘，平。归脾、胃、肝经。

功　效　行气消食，健脾开胃，回乳消胀。

临床应用　食积不化；妇女断乳。

性能特点　本品甘平，主入脾、胃经。善消食化积，兼能行气，为治食积腹痛之良药，尤宜于治疗米、面、薯、芋等淀粉类食物导致的积滞不化；又善回乳消胀，用治妇女断乳或乳汁郁积、乳房胀痛。

用法用量　内服：煎服，9～15克；大剂量30～120克。生麦芽功偏消食，炒麦芽多用于回乳消胀。

使用注意　哺乳期妇女慎用。

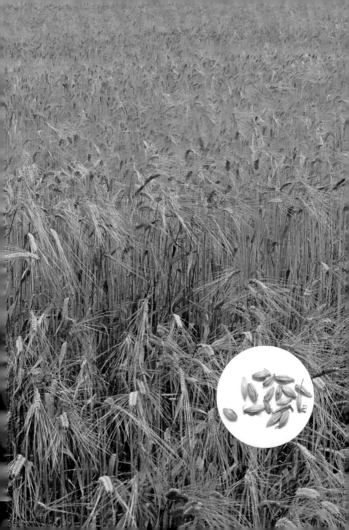

莱菔子

基　　原　本品为十字花科植物萝卜 *Raphanus sativus* L.的干燥成熟种子。

性味归经　辛、甘，平。归脾、胃、肺经。

功　　效　消食除胀，降气化痰。

临床应用　食积气滞；痰壅喘咳。

性能特点　本品味辛行散，味甘和中，入脾、胃经。善消食化积，并长于行气除胀，多用治食积气滞之脘腹胀痛；又入肺经，能降气化痰、止咳平喘，用治痰壅喘咳之证，兼有食积者更为适宜。

用法用量　内服：煎服，9～15克。生用长于祛痰；炒用长于消食除胀。

使用注意　本品辛散耗气，气虚及无积滞者忌用；不宜与人参同用；脾虚而无食积者不宜服用。

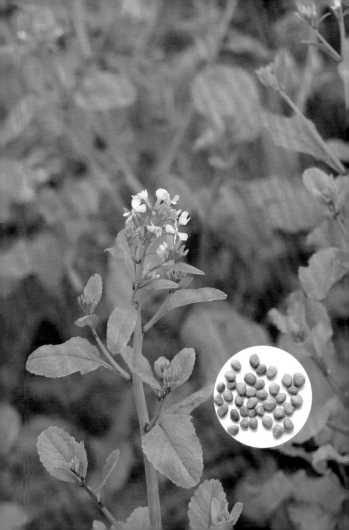

驱虫药

QU CHONG YAO

使君子

基　原　本品为使君子科植物使君子*Quisqualis indica* L.的干燥成熟果实。

性味归经　甘，温。归脾、胃经。

功　效　杀虫消积。

临床应用　蛔虫证，蛲虫证；小儿疳积。

性能特点　本品善治蛔虫、蛲虫等肠道寄生虫证，尤为驱蛔之要药；味甘气香而不苦，尤宜小儿虫证；又兼能健脾消积，常用于治疗小儿疳积。

用法用量　内服：煎服，9～12克。使君子仁炒香嚼服，6～9克。小儿每岁1～1.5粒，1日总量不超过20粒。空腹服用，每日1次，连续3日。

使用注意　服药时忌饮浓茶。大量服用可引起呃逆、眩晕、呕吐、腹泻等反应。

驱虫药

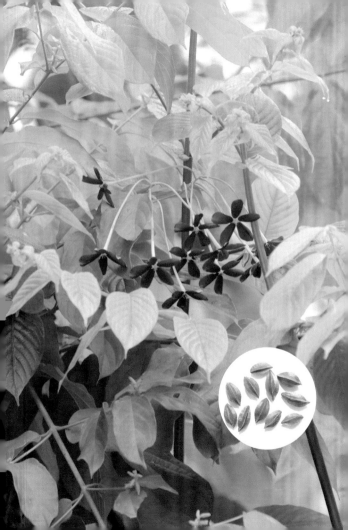

南瓜子

基　　原　本品为葫芦科植物南瓜*Cucurbita moschata* Duch.的种子。

性味归经　甘，平。归胃、大肠经。

功　　效　杀虫。

临床应用　绦虫证。

性能特点　甘平无毒，杀虫而不伤正气，具有较好的杀虫作用，尤善杀绦虫。

用法用量　研粉，60～120克，冷开水调服。

使用注意　多食会壅气滞膈。

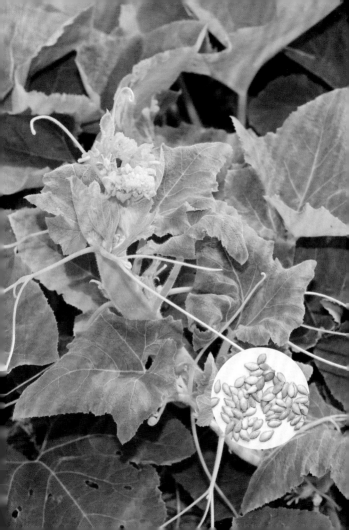

鹤草芽

基　原　本品为蔷薇科植物龙芽草*Agrimonia pilosa* Ledeb.的地下冬芽。

性味归经　苦、涩、平。归肝、小肠、大肠经。

功　效　杀虫。

临床应用　绦虫证。

性能特点　本品无毒，善驱杀绦虫，并有泻下作用，有利于排出虫体，为治绦虫证之要药。

用法用量　内服：研粉吞服，每次30～45克，小儿（0.7～0.8）克/千克。每日1次，早起空腹服。

使用注意　本品的有效成分几乎不溶于水，故不宜入煎剂。部分病人服药后可见恶心、呕吐、腹泻、头晕、汗出等反应。

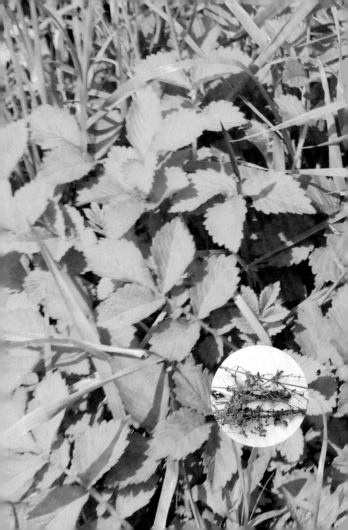

鹤虱

基　　原　本品为菊科植物天名精 *Carpesium abrotanoides* L. 的干燥成熟果实。

性味归经　辛、苦，平。归脾、胃经。

功　　效　杀虫消积。

临床应用　虫积腹痛；小儿疳积。

性能特点　本品有小毒。虫得辛则伏，得苦则下，故善杀虫消积，对蛔虫、蛲虫、钩虫、绦虫等多种肠道寄生虫所致的虫积腹痛均有效；还能治疗小儿疳积。

用法用量　内服：煎服，3~9克；或入丸、散。

使用注意　本品有小毒，服数小时后或第二天可有轻微头晕、恶心、耳鸣、腹痛等反应，故腹泻者忌用，孕妇忌用。

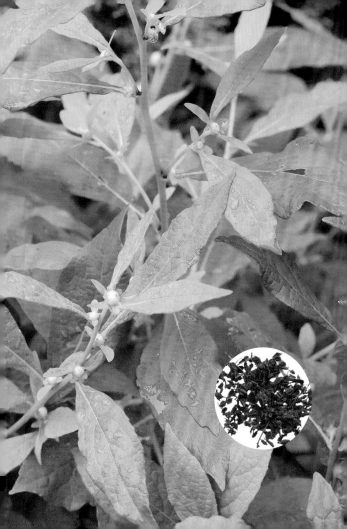

榧子

FEI ZI

基　　原　本品为红豆杉科植物榧*Torreya grandis* Fort. 的干燥成熟种子。

性味归经　甘，平。归肺、胃、大肠经。

功　　效　杀虫消积，润肺止咳，润燥通便。

临床应用　虫积腹痛；肠燥便秘；肺燥咳嗽。

性能特点　本品味甘性平，善杀虫消积，且杀虫而不伤胃，质润，兼能缓泻，促进虫体排出，为安全有效的驱虫良药；味甘质润，入肺、大肠经，还能润肺止咳、润肠通便，用于治疗肺燥咳嗽、肠燥便秘。

用法用量　内服：煎服，9～15克。炒熟嚼服，一次15克。

使用注意　入煎剂宜生用；大便溏薄、肺热咳嗽者不宜用；服榧子时，不宜食绿豆，以免影响疗效。

驱虫药

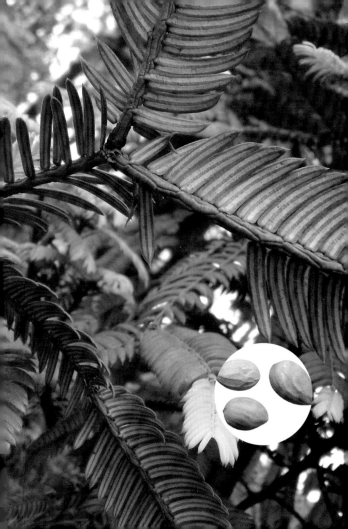

止血药

ZHI XUE YAO

凉血止血药　化瘀止血药　收敛止血药　温血止血药

大蓟

DA JI

基　　原　本品为菊科植物蓟*Cirsium japonicum* Fisch. ex DC.的干燥地上部分。

性味归经　甘、苦，凉。归心、肝经。

功　　效　凉血止血，散瘀解毒消痈。

临床应用　血热出血证；痈肿疮毒。

性能特点　本品性凉，入心、肝经血分。长于凉血止血，兼能散瘀，行血于凉血止血之中，凉血可使热清血宁，行血不致凉遏留瘀，诚为凉血止血之佳品；又能解毒消痈。其性味、归经、功效均与小蓟相似。

用法用量　内服：煎服，10～15克；鲜品加倍。外用：适量，捣后敷于患处。

使用注意　脾胃虚寒而无瘀滞者忌服。

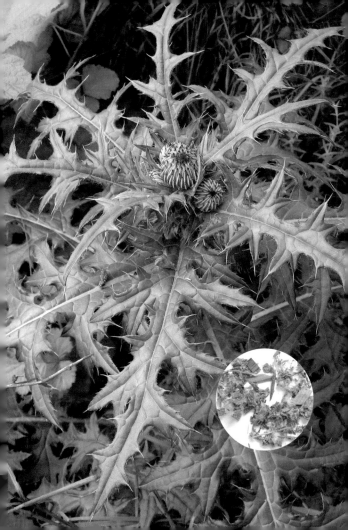

小蓟

基　原　本品为菊科植物刺儿菜 *Cirsium setosum* (Willd.) MB.的干燥地上部分。

性味归经　甘、苦，凉。归心、肝经。

功　效　凉血止血，散瘀解毒消痈。

临床应用　血热出血证；痈肿疮毒。

性能特点　本品性凉，入血分。善清血分之热而凉血止血，兼能活血散瘀，有止血而不留瘀之特点，主治血热出血诸证。因兼能利尿通淋，故尤善治尿血、血淋。又善解毒消痈，以治热毒疮疡为宜，内服外用皆能奏效。

用法用量　内服：煎服，5～12克。外用：鲜品适量，捣后敷于患处。

使用注意　脾胃虚寒而无瘀滞者忌服。

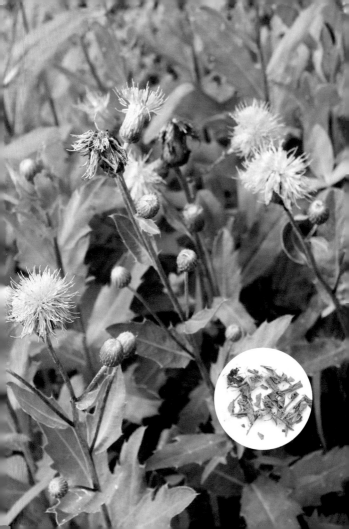

白茅根

基　原　本品为禾本科植物白茅*Imperata cylindrica* Beauv.var.*major* (Nees) C. E. Hubb.的干燥根茎。

性味归经　甘，寒。归肺、胃、膀胱经。

功　效　凉血止血，清热利尿。

临床应用　血热出血证；水肿，热淋，黄疸以及热病烦渴等。

性能特点　本品甘寒，入血分。能清血分之热而凉血止血，可用于血热出血诸证，因兼能利尿，故以治尿血、血淋最为适宜。又能导湿热下行，用治湿热淋证、水肿尿少、湿热黄疸。

用法用量　内服：煎服，10～30克，鲜品适量。

使用注意　脾胃虚寒、溲多不渴者忌服。

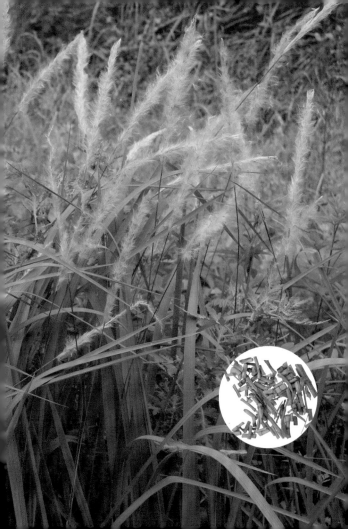

苎麻根

基　原　本品为荨麻科植物苎麻*Boehmeria nivea*（L.）Gaud.的根。

性味归经　甘，寒。归心、肝经。

功　效　凉血止血，安胎，清热解毒。

临床应用　血热出血证；胎动不安；热毒疮疡。

性能特点　本品性寒入血分，能凉血止血，凡血分有热、络损血溢之出血诸证咸宜。因兼能利尿，故以治尿血、血淋为佳。本品既能清热安胎，又能止血，历来被视为安胎之要药，凡胎动不安因于血热者最为适宜。

用法用量　内服：煎服，10～30克。外用：适量，煎汤外洗，或鲜品捣敷。

使用注意　胃弱泄泻者勿服；诸病不由血热者，亦不宜用。

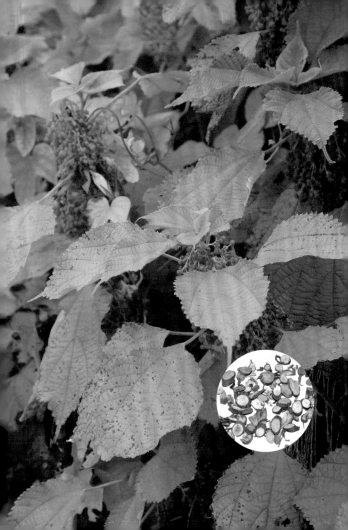

羊蹄

基　原　本品为蓼科植物尼泊尔羊蹄 *Rumex nepalensis* Spreng. 或羊蹄 *R. japonicus* Houtt. 的干燥根。

性味归经　苦、涩，寒。归肝、心、大肠经。

功　效　凉血止血，解毒杀虫，泻下通便。

临床应用　血热出血证；便秘。

性能特点　本品苦涩性寒，既能凉血止血，又能收敛止血，主治血热出血诸证，可使热去、血凉、出血自止；苦寒清泄，能清热解毒疗疮，又能杀虫止痒，为治癣、疥之良药；能泻大肠之热而通便，功类大黄。

用法用量　内服：煎服，10～15克。外用：适量。

使用注意　脾胃虚寒、泄泻不食者切勿入口。

止血药 → 凉血止血药

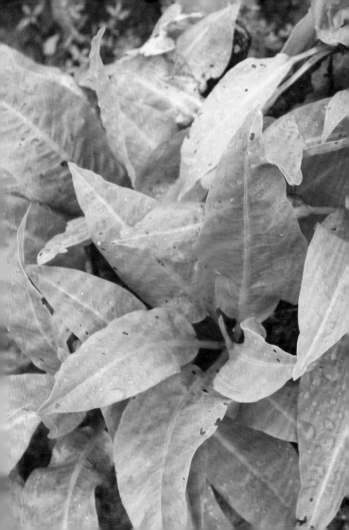

基　原　本品为五加科植物三七*Panax notoginseng*（Burk.）F.H.Chen的干燥根和根茎。

性味归经　甘、微苦，温。归肝、胃经。

功　效　散瘀止血，消肿定痛。

临床应用　出血证；瘀血证。

性能特点　本品味甘微苦，温通入血。功善止血，又能散瘀，止痛效佳，有止血不留瘀、化瘀不伤正的特点，凡体内外诸出血，各种瘀血痛证，用之皆有卓效。其中，对出血兼有瘀滞者尤为适宜。

用法用量　内服：研粉吞服，一次1～3克；内服：煎服，3～10克。外用：适量。

使用注意　孕妇慎用。

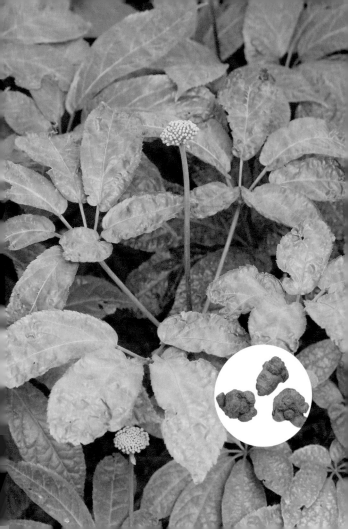

茜草

基　原　本品为茜草科植物茜草 *Rubia cordifolia* L. 的干燥根和根茎。

性味归经　苦，寒。归肝经。

功　效　凉血，化瘀，止血，通经。

临床应用　出血证；血瘀经闭，跌打损伤以及风湿痹痛等。

性能特点　本品味苦能泄，寒能清热，入肝经血分。既能清血中之热以止血，又能通壅积之瘀以行血，凉血与行瘀并举，止血而无留瘀之患，行血而无妄行之忧，为行血凉血之要药。适用于血热出血诸证，兼瘀尤宜。

用法用量　内服：煎服，6～10克。止血炒炭用，活血通经生用或酒炒用。

使用注意　脾胃虚寒及无瘀滞者慎服。

止血药 → 化瘀止血药

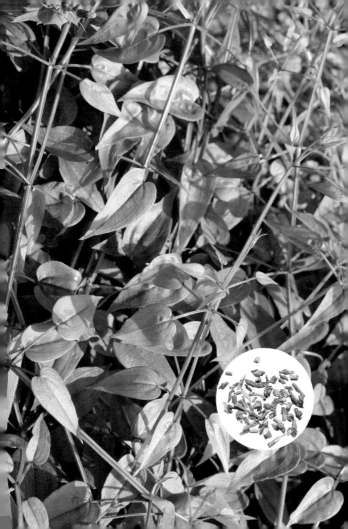

五灵脂

WU LING ZHI

基　原　本品为鼯鼠科动物复齿鼯鼠 *Trogopterus xanthipes*（Milne-Edwards）的干燥粪便。

性味归经　苦、甘，温。归肝、脾经。

功　效　活血止血，散瘀止痛。

临床应用　出血证；血瘀证。

性能特点　本品苦甘温通疏泄，主入肝经血分。既善化瘀止血，为治出血挟瘀之常用药；又善活血止痛，为治疗血滞诸痛证之要药，凡心腹胁肋血滞诸痛，以及痛经、经闭、产后瘀阻腹痛均常选用，且每与蒲黄相须为用。

用法用量　内服：煎服，3～15克，包煎；或入丸、散。外用：适量。化瘀止血宜炒用，活血止痛宜生用。

使用注意　血虚无瘀者及孕妇慎用。畏人参。

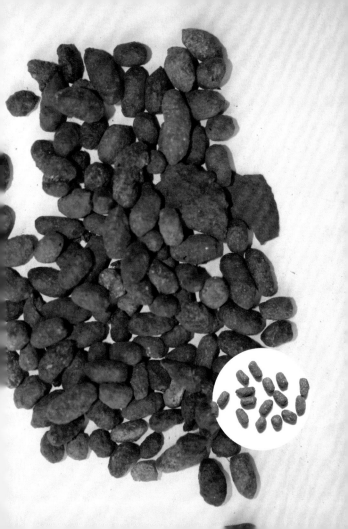

降香

JIANG XIANG

基 原 本品为豆科植物降香檀*Dalbergia odorifera* T. Chen树干和根的干燥心材。

性味归经 辛，温。归肝、脾经。

功 效 化瘀止血，理气止痛。

临床应用 出血证；胸胁疼痛、跌损瘀痛；呕吐腹痛。

性能特点 本品辛散温通，长于化瘀止血，无止血留瘀之弊，适用于瘀血阻络、血不循经、溢出脉外之体内外出血诸证，尤对外伤性出血，每有卓效，为外科常用之佳品。本品能散能行，气血兼顾，可使气行瘀散，脉络通畅，通则不痛，故止血效佳。

用法用量 内服：煎服，9~15克，后下。外用：适量，研末敷患处。

使用注意 血热妄行、色紫浓厚、脉实便秘者禁用。

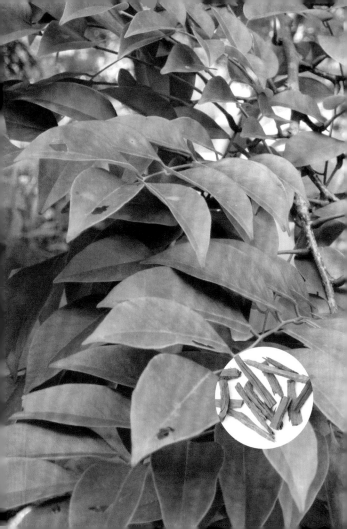

白及

BAI JI

基　原　本品为兰科植物白及 *Bletilla striata*（Thunb.）Reichb. f.的干燥块茎。

性味归经　苦、甘、涩，微寒。归肺、肝、胃经。

功　效　收敛止血，消肿生肌。

临床应用　出血证；疮疡肿毒，皮肤皲裂，水、火烫伤。

性能特点　本品质黏味涩，为收敛止血之要药，可用于治体内外诸出血证。因其主入肺、胃经，故尤多用于肺胃出血之证。本品外用：对于疮疡初起，能消散痈肿；对疮疡久溃不敛，或皮肤皲裂，或水、火烫伤，能敛疮生肌。

用法用量　内服：煎服，6～15克；研末吞服，每次3～6克。外用：适量。

使用注意　不宜与川乌、制川乌、草乌、制草乌、附子同用。

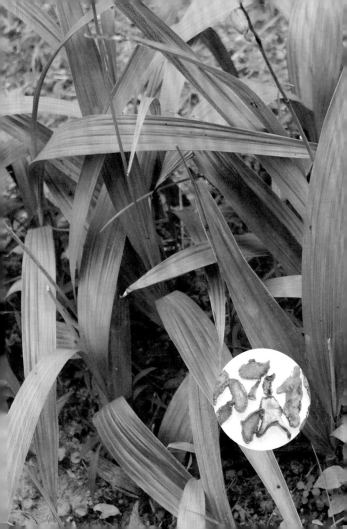

仙鹤草

基　原　本品为蔷薇科植物龙芽草*Agrimonia pilosa Ledeb.*的干燥地上部分。

性味归经　苦、涩，平。归心、肝经。

功　效　收敛止血，截疟，止痢，解毒，补虚。

临床应用　出血证；疟疾；腹泻，痢疾；痈肿疮毒。

性能特点　本品味涩收敛，长于止血。因其药性平和，大凡出血，无论寒热虚实皆可应用。又能截疟、止痢、解毒、补虚，用治疟疾寒热、久病泻痢、疮疖痈肿、阴痒带下及脱力劳伤。

用法用量　内服：煎服，6~12克。外用：适量。

使用注意　非出血不止者不用。

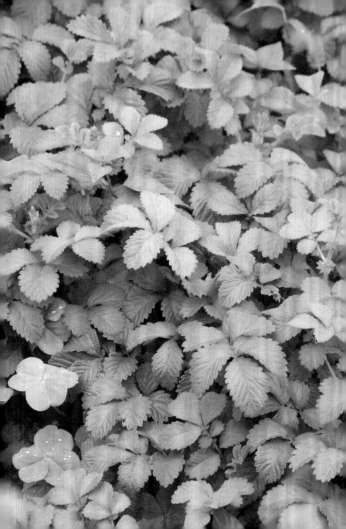

棕榈

基　　原　本品为棕榈科植物棕榈*Trachycarpus fortunei* (Hook.f.) H. Wendl.的干燥叶柄。

性味归经　苦、涩，平。归肺、肝、大肠经。

功　　效　收敛止血。

临床应用　出血证。

性能特点　本品味苦而涩，药性平和，为收敛止血之要药，广泛用于各种出血之证。因其"止上下失血，止下血尤良"，故尤多用于治疗妇科崩漏下血。本品收敛性强，以治出血而无瘀滞者为宜。

用法用量　内服：煎服，3～10克。

使用注意　出血兼有瘀滞者不宜独用。

止血药 → 收敛止血药

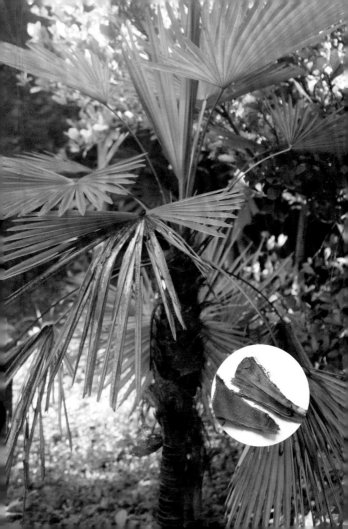

藕节

基　原　本品为睡莲科植物莲 *Nelumbo nucifera* Gaertn.的干燥根茎节部。

性味归经　甘、涩，平。归肝、肺、胃经。

功　效　收敛止血，化瘀。

临床应用　出血证。

性能特点　本品味涩性平，能收敛止血，兼能化瘀，止血之中有行散之妙，行止互通而无留瘀之弊，故可广泛用于出血诸证，对吐血、咳血尤为适宜。因其药性平和，单用力薄，故多入复方用。

用法用量　内服：煎服，10～15克。

使用注意　产妇不宜过早食用。

止血药 → 收敛止血药

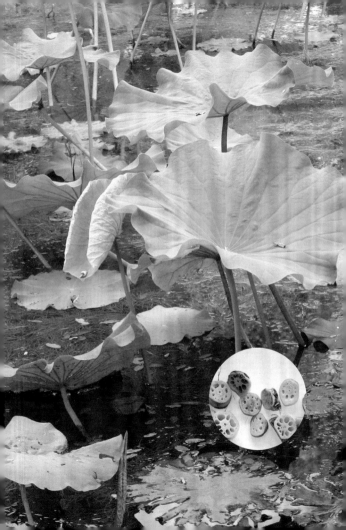

鸡冠花

基原 本品为苋科植物鸡冠花 *Celosia cristata* L.的干燥花序。

性味归经 甘、涩，凉。归肝、大肠经。

功效 收敛止血，止带，止痢。

临床应用 出血证；带下，泻痢。

性能特点 本品味涩性凉，具有收敛、凉血的双重止血作用，故可用于多种出血证，尤多用于下焦出血证。又能收涩止带、涩肠止泻，故可用于治疗赤白带下、久泻久痢。

用法用量 内服：煎服，6～12克。

使用注意 脾胃虚弱者慎用。

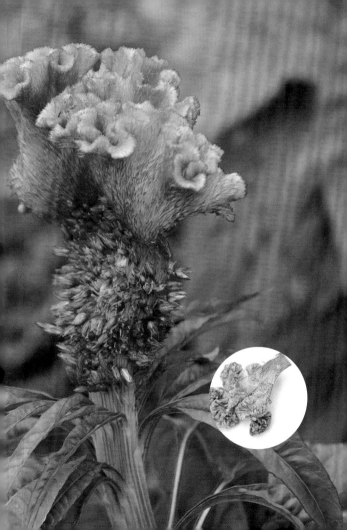

花生衣

基　原　本品为豆科植物落花生*Arachis hypogaea* L.的种皮。

性味归经　苦、微苦，涩，平。归肝、脾经。

功　效　收敛止血。

临床应用　出血证。

性能特点　本品味涩性平，可收敛止血，治疗出血诸证，无论实热、虚寒者皆宜。因其功专力缓，故多作辅助药用。

用法用量　内服：煎服，5～10克。

使用注意　跌打损伤、血脉瘀滞者慎用。

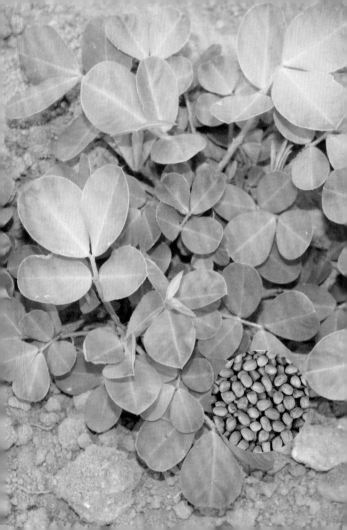

温经止血药

艾叶

AI YE

基　原　本品为菊科植物艾 *Artemisia argyi* Levl. et Vant. 的干燥叶。

性味归经　辛、苦，温；有小毒。归肝、脾、肾经。

功　效　温经止血，散寒止痛；外用祛湿止痒。

临床应用　出血证；少腹冷痛，经寒不调；皮肤瘙痒。

性能特点　本品性温，专入三阴经而直走下焦。能温经脉，暖胞宫，止胎漏，定腹痛，具有止血、调经、安胎之功，为治妇科下焦虚寒证之要药。外用能祛湿止痒，主治湿疹、疥癣、皮肤瘙痒。

用法用量　内服：煎服，3～10克。外用：适量，供灸治或熏洗用。温经止血宜炒炭用，余可生用。

使用注意　阴虚血热者慎用。

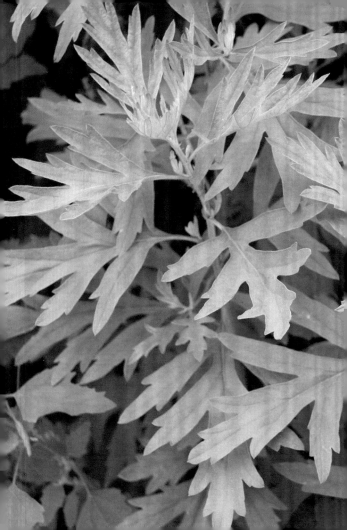

活血化瘀药

川芎

基　原　本品为伞形科植物川芎 *Ligusticum chuanxiong* Hort. 的干燥根茎。

性味归经　辛，温。归肝、胆、心包经。

功　效　活血行气，祛风止痛。

临床应用　血瘀气滞诸证；头痛；风湿痹痛。

性能特点　本品辛散温通，能上行巅顶，下走血海，旁通四肢，为"血中之气药"，具有良好的活血行气、祛风止痛之效。广泛用于血瘀气滞诸证，尤善治妇女月经不调、经闭、痛经及产后瘀阻腹痛等，为妇科活血调经之要药。

用法用量　内服：煎服，3～10克；研末吞服，每次1～1.5克。

使用注意　阴虚阳亢之头痛者不宜应用，多汗、月经过多者及孕妇均慎用。

活血化瘀药

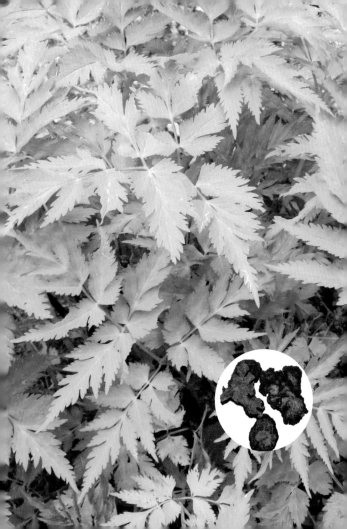

延胡索

基　原　本品为罂粟科植物延胡索 *Corydalis yanhusuo* W. T. Wang的干燥块茎。

性味归经　辛、苦、温。归肝、脾经。

功　效　活血，行气，止痛。

临床应用　血瘀气滞诸痛。

性能特点　本品辛散苦泄温通，能活血行气，且有良好的止痛功效，"能行血中气滞，气中血滞，故专治一身上下诸痛"，无论何种痛证均可配伍使用，尤宜于血瘀气滞之痛证。醋制后其力更捷。

用法用量　内服：煎服，3～10克；研末吞服，每次1.5～3克。

使用注意　孕妇慎服。

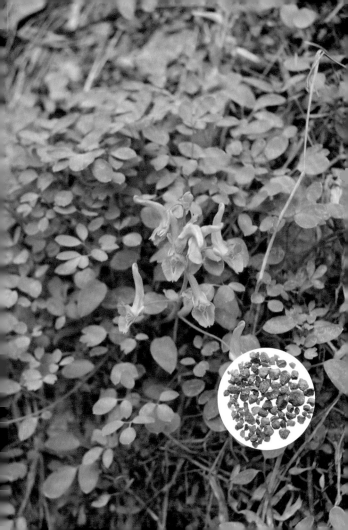

郁金

基　　原　本品为姜科植物温郁金 *Curcuma wenyujin* Y. H. Chen et C. Ling、姜黄 *Curcuma longa* L.、广西莪术 *Curcuma kwangsiensis* S. G. Lee et C. F. Liang 或蓬莪术 *Curcuma phaeocaulis* Val.的干燥块根。

性味归经　辛、苦，寒。归肝、胆、心经。

功　　效　活血止痛，行气解郁，清心凉血以及利胆退黄等。

临床应用　血瘀气滞之胸胁腹痛；癫痫；血热出血证。

性能特点　本品行散降泄，性寒清热，既入血分，又入气分。入血分能行血凉血；入气分可行气解郁。既具活血、凉血、清心之功，又有行气解郁、退黄之效。常用于瘀血内阻、肝气郁滞所致诸证。

用法用量　内服：煎服，3～10克；研末吞服，2～5克。

使用注意　孕妇慎用；不宜与丁香、母丁香同用。

活血化瘀药

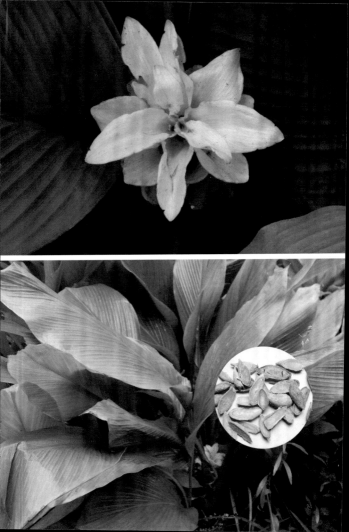

姜黄

基　原　本品为姜科植物姜黄 *Curcuma longa* L. 的干燥根茎。

性味归经　辛、苦，温。归肝、脾经。

功　效　破血行气，通经止痛。

临床应用　血瘀气滞诸证；风湿痹痛。

性能特点　本品既善破血行气、通经止痛，可广泛用于血瘀气滞诸证，又能散风寒湿邪、行肢臂而除痹痛。常用治血瘀气滞寒凝所致胸胁刺痛、经闭腹痛，跌打损伤及风寒湿痹肩臂疼痛。

用法用量　内服：煎服，3~10克。外用：适量，研末油调外敷。

使用注意　孕妇忌用。

348 I 349　中药学药物速认速查小红书　　　　　　　　　活血化瘀药

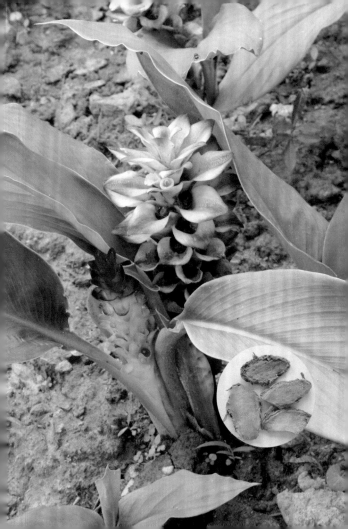

乳香

基　原　本品为橄榄科植物乳香树*Boswellia carterii* Birdw.及其同属植物*Boswellia bhaw-dajiana* Birdw.树皮渗出的树脂。

性味归经　辛、苦，温。归心、肝、脾经。

功　效　活血止痛，消肿生肌。

临床应用　血瘀气滞诸痛证；疮疡痈肿，瘰疬痰核。

性能特点　本品辛散苦泄，芳香走窜。内能宣通脏腑，通达气血；外能透达经络。本品散瘀消肿止痛之力较强，且能活血消痈、去腐生肌，并兼行气，为外、伤科之要药。凡血瘀气滞之疼痛、跌打损伤、痈疽疮疡及瘰疬肿块皆可用之。

用法用量　内服：煎服，3～10克，宜炒去油用。外用：适量，生用或炒用，研末调敷。

使用注意　本品味苦气浊，对胃有刺激性，易致恶心呕吐，胃弱者慎用；孕妇及无瘀滞者慎用。

活血化瘀药

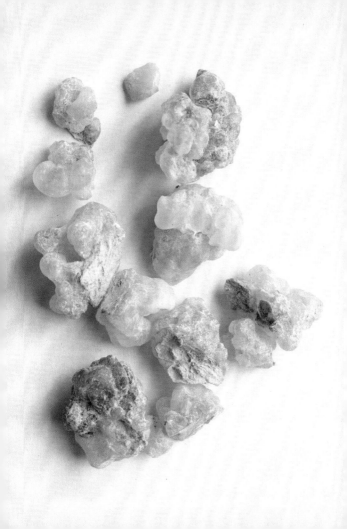

红花

基　原　本品为菊科植物红花*Carthamus tinctorius* L.的干燥花。

性味归经　辛，温。归心、肝经。

功　效　活血通经，散瘀止痛。

临床应用　血瘀痛经，经闭；跌打损伤，癥瘕积聚；斑疹紫暗。

性能特点　本品辛散温通，为治血瘀证之常用药，尤多用治妇产科、伤科之瘀血证。既善活血调经，治经产瘀滞之证；又善祛瘀止痛，为治癥瘕积聚、跌打损伤、心腹瘀阻疼痛之常用品。

用法用量　内服：煎服，3~10克。外用：适量。

使用注意　有出血倾向者慎用，孕妇慎用。

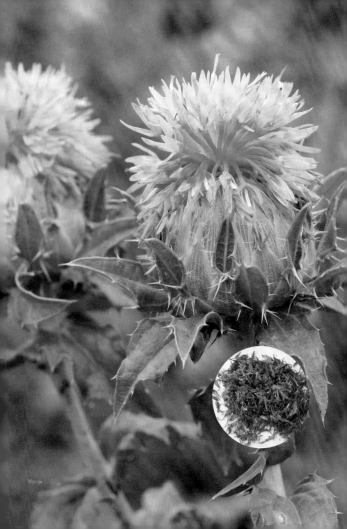

桃仁

基　　原　本品为蔷薇科植物桃*Prunus persica*（L.）Batsch 或山桃*Prunus davidiana*（Carr.）Franch.的干燥成熟种子。

性味归经　苦、甘，平。归心、肝、大肠经。

功　　效　活血祛瘀，润肠通便，止咳平喘。

临床应用　血瘀证；肠燥便秘；咳嗽气喘。

性能特点　本品苦泄破瘀，既为治妇科血瘀经产诸证之常用药，又为治癥瘕积聚、跌打损伤等多种瘀血证之要药。且善泄血分之壅滞，而治热毒壅聚、气血凝滞之肠痈、肺痈。此外，其质润多脂，能润燥滑肠，用治肠燥便秘。

用法用量　内服：煎服，5～10克，宜捣碎入煎。桃仁霜入汤剂宜包煎。

使用注意　便溏者慎用，孕妇忌用。有小毒，不可过量使用。

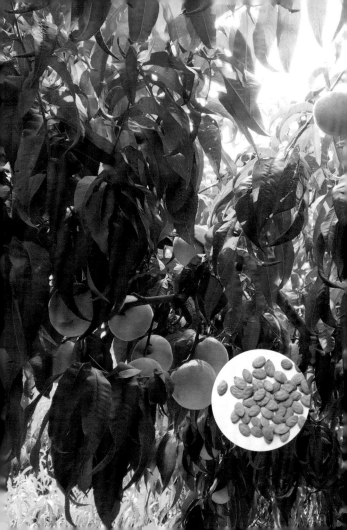

益母草

基　原　本品为唇形科植物益母草 *Leonurus japonicus* Houtt.的新鲜或干燥地上部分。

性味归经　苦、辛，微寒。归肝、心包、膀胱经。

功　效　活血调经，利尿消肿，清热解毒。

临床应用　血瘀证；水肿，小便不利；疮痈肿毒。

性能特点　本品苦泄辛行，主入血分。善活血调经，常治妇女瘀血经产诸证，为妇科经产之要药，故有"益母"之称。又善利尿消肿，兼可清热解毒，对水瘀互结之水肿及瘀热阻滞之热毒疮肿等，用治亦宜。

用法用量　内服：煎服，9～30克；或熬膏。外用：适量，捣敷或煎汤外洗。

使用注意　无瘀滞及阴虚血少者慎用；孕妇忌用。

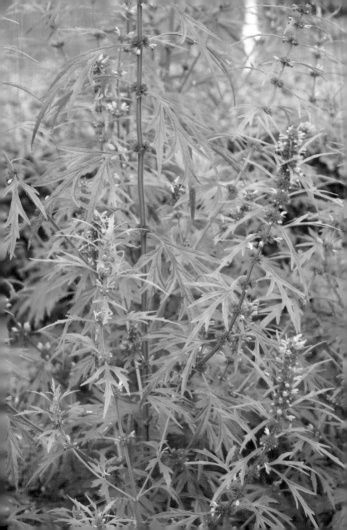

牛膝

基　原　本品为苋科植物牛膝 *Achyranthes bidentata* Bl.的干燥根。

性味归经　苦、甘、酸，平。归肝、肾经。

功　效　活血祛瘀，补肝肾，强筋骨，利尿通淋，引血下行。

临床应用　血瘀证；腰膝酸痛；淋证，水肿。

性能特点　本品性善下行，活血祛瘀之力较强，长于通调月经、活血疗伤，故常用于妇科、伤科瘀血之证。生用既活血通经，治妇科经产诸疾及跌打伤痛；又善利尿通淋，用治淋证、水肿。

用法用量　内服：煎服，5～12克。补肝肾、强筋骨，宜酒炙用；余皆生用。

使用注意　孕妇及月经量过多者慎用。

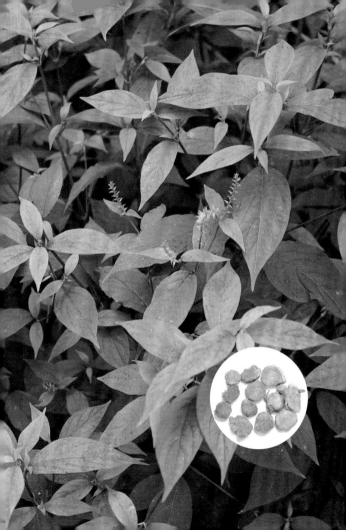

鸡血藤

基　原　本品为豆科植物密花豆*Spatholobus suberectus* Dunn的干燥藤茎。

性味归经　苦、甘，温。归肝、肾经。

功　效　活血补血，调经止痛，舒筋活络。

临床应用　月经不调，痛经，经闭；风湿痹痛。

性能特点　本品苦泄温通甘补，苦而不燥，温而不烈，性质和缓。能祛瘀血、生新血，有活血补血、舒筋活络之功，为治血瘀或兼血虚之常用药，主治血瘀或血虚之月经不调、痛经、经闭，以及风湿痹痛、肢体麻木等。

用法用量　内服：煎服，9～15克；大剂量可用至30克。或浸酒、熬膏服。

使用注意　阴虚火亢者慎用。

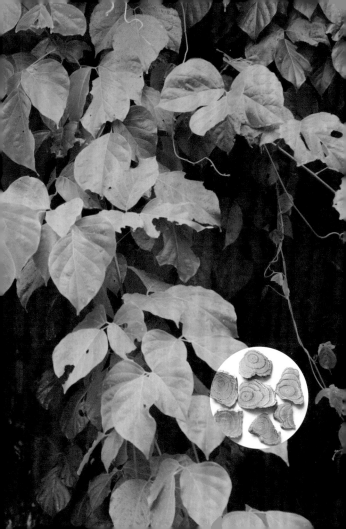

月季花

基　原　本品为蔷薇科植物月季*Rosa chinensis* Jacq. 的干燥花。

性味归经　甘，温。归肝经。

功　效　活血调经，疏肝解郁，消肿散结。

临床应用　月经不调；疮痈肿毒，瘰疬。

性能特点　本品气味芳香，入肝经通利气血。善活血调经、疏肝解郁，既善治肝郁血滞之月经不调、痛经、经闭等证，又能活血消肿，治疗瘰疬痈肿、跌打损伤等。

用法用量　内服：煎服，3～6克；不宜久煎。亦可泡服，或研末服。外用：适量。

使用注意　不宜久服；脾胃虚寒者及孕妇慎用。

活血化瘀药

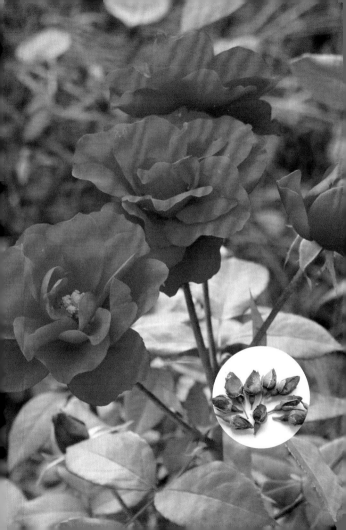

凌霄花

基　原　本品为紫葳科植物凌霄 *Campsis grandiflora*（Thunb.）K. Schum. 或美洲凌霄 *Campsis radicans*（L.）Seem. 的干燥花。

性味归经　甘、酸，寒。归肝、心包经。

功　效　活血通经，凉血祛风。

临床应用　血瘀证；风疹瘙痒。

性能特点　本品味辛行散，微寒清热，入肝经血分。可活血通经、凉血祛风止痒，用于治疗各种瘀热阻滞、经闭癥瘕及风热痒疹等证。

用法用量　内服：煎服，3～10克。外用：适量。

使用注意　孕妇忌用。

活血化瘀药

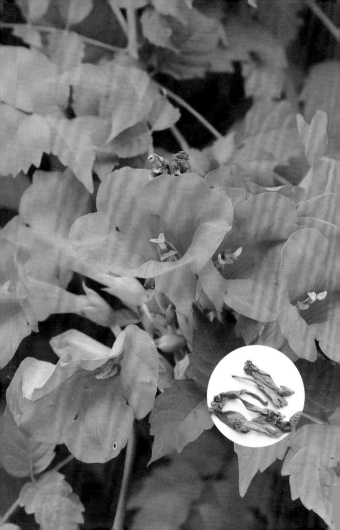

凤仙花

基 原 本品为凤仙花科植物凤仙 *Impatiens balsamina* L.的花。

性味归经 甘、微苦，温。归肝经。

功 效 活血消肿止痛，祛风。

临床应用 痛经；风湿痹痛，肢体偏废。

性能特点 本品具有活血、消肿、止痛、祛风之效，可用治瘀血经闭、风湿痹痛、肢体偏废及跌打损伤等。外敷有活血消疮的作用，可用于治疗灰指甲、鹅掌风及痈毒疔疮。

用法用量 内服：煎服，3~6克。外用：适量。

使用注意 血虚无瘀者慎用。

活血化瘀药

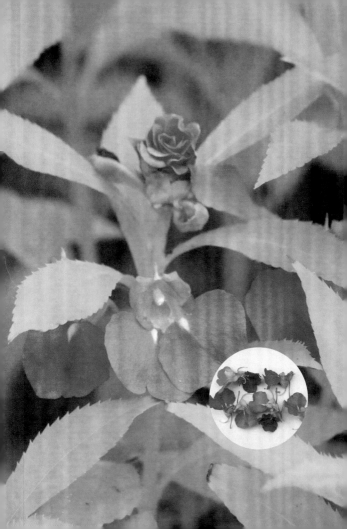

土鳖虫

TU BIE CHONG

基　原　本品为鳖蠊科昆虫地鳖 *Eupolyphaga sinensis* Walker或冀地鳖 *Steleophaga plancyi* (Boleny)的雌虫干燥体。

性味归经　咸，寒；有小毒。归肝经。

功　效　破血逐瘀，续筋接骨。

临床应用　血瘀经闭，产后瘀滞腹痛；跌打损伤。

性能特点　本品性善走窜，作用较强。善逐瘀血、消癥瘕、通经闭、续筋骨，为妇科痛经、内科消癥、伤科接骨所习用。

用法用量　内服：煎服，3～10克；研末服1～1.5克，黄酒送服。外用：适量。

使用注意　孕妇忌用。

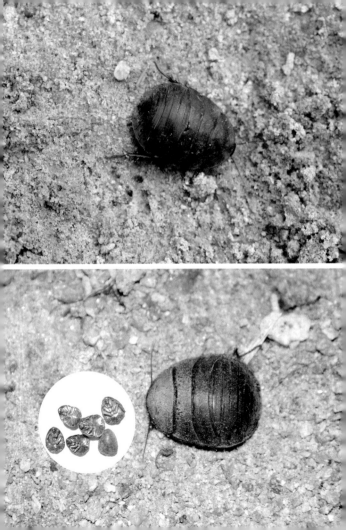

苏木

基　原　本品为豆科植物苏木 *Caesalpinia sappan* L.的干燥心材。

性味归经　甘、咸，平。归心、肝、脾经。

功　效　活血祛瘀，消肿止痛。

临床应用　血瘀证；痈肿疮毒。

性能特点　本品善活血疗伤、消肿止痛、祛瘀通经。既治跌打损伤、筋骨折伤，为骨伤科之要药；又善治妇科瘀滞经产诸证。

用法用量　内服：煎服，3～10克。外用：适量。

使用注意　月经过多者及孕妇忌用。

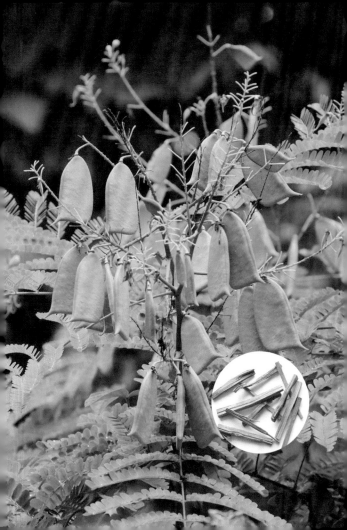

骨碎补

基　原　本品为水龙骨科植物槲蕨 *Drynaria fortunei* (Kunze) J. Sm.的干燥根茎。

性味归经　苦，温。归肝、肾经。

功　效　疗伤止痛，补肾强骨。

临床应用　跌打损伤，骨折筋伤；肾虚腰痛以及足膝痿弱等。

性能特点　本品既善活血疗伤止痛、续筋接骨，治跌仆闪挫、筋伤骨折、瘀肿疼痛，为伤科常用之佳品；又善温补肾阳、强筋健骨，为治肾虚腰痛、足膝痿弱及耳鸣耳聋诸证之良药。

用法用量　内服：煎服，10～15克；或泡酒服。外用：适量。

使用注意　阴虚内热、血虚风燥及无瘀滞者不宜服用。

372　I　373　中药学药物速认速查小红书　　　　　　　　　　　　　　活血化瘀药

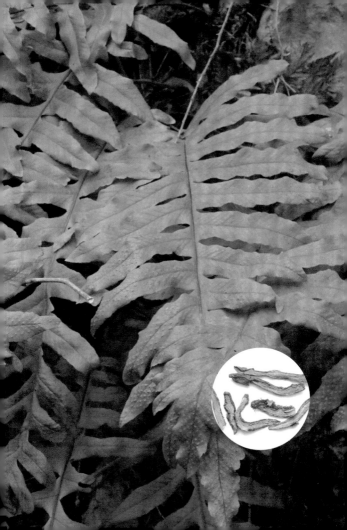

血竭

基　原　本品为棕榈科植物麒麟竭*Daemonorops draco* Bl.果实渗出的树脂经加工制成。

性味归经　甘、咸，平。归心、肝经。

功　效　活血定痛，化瘀止血，生肌敛疮。

临床应用　跌打损伤，瘀滞心腹刺痛；外伤出血。

性能特点　本品内服有活血散瘀、消肿止痛之功，为治伤科及血瘀疼痛之要药，可治妇女经闭、产后瘀阻腹痛及一切瘀血心腹刺痛；外用善止血敛疮生肌，治外伤出血及疮疡不敛。

用法用量　内服：研末，1～2克，或入丸剂。外用：适量，研末撒或入膏药用。

使用注意　凡无瘀血者慎服。

活血化瘀药

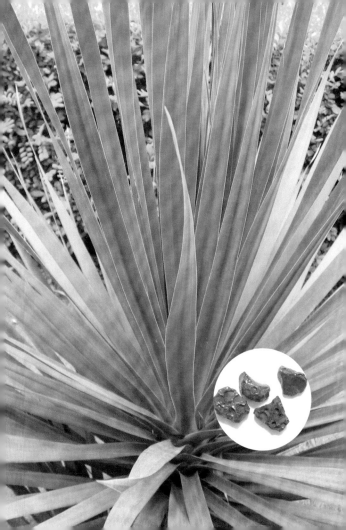

莪术

E ZHU

基　原　本品为姜科植物蓬莪术 *Curcuma phaeocaulis* Val.、广西莪术 *Curcuma Kwangsiensis* S. G.Lee et C. F. Liang或温郁金*Curcuma wenyujin* Y.H. Chen et C. Ling的干燥根茎。

性味归经　辛、苦，温。归肝、脾经。

功　效　行气破血，消积止痛。

临床应用　血瘀气滞诸证；食积气滞，脘腹胀痛。

性能特点　本品能破血散瘀、行气止痛，药力颇强，为破血消癥之要药。凡血瘀气滞重症每用，既疗血瘀气结之癥瘕积聚、经闭，或心腹疼痛；又有较强的行气消积止痛作用，可治宿食不消之脘腹胀痛等。唯易伤正气，用时宜慎。

用法用量　内服：煎服，3~10克。醋炙莪术祛瘀止痛力强。

使用注意　月经过多者及孕妇忌用。

活血化瘀药

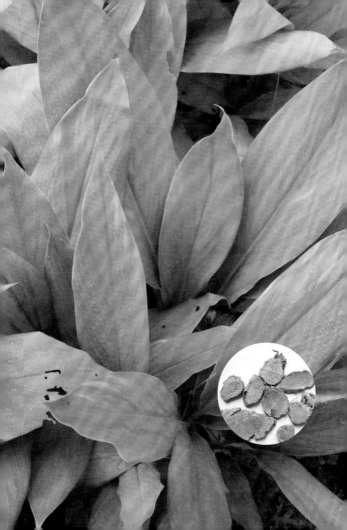

水蛭

基　原　本品为水蛭科动物蚂蟥 *Whitmania pigra* Whitman、水蛭 *Hirudo nipponica* Whitman 或柳叶蚂蟥 *Whitmania acranulata* Whitman 的干燥全体。

性味归经　咸、苦，平；有小毒。归肝经。

功　效　破血通经，逐瘀消癥。

临床应用　癥瘕积聚，血瘀经闭，跌打损伤。

性能特点　本品力峻效宏，为破血逐瘀消癥之良药。多用治癥瘕积聚、血瘀经闭、跌打损伤之重证。

用法用量　内服：煎服，1～3克；研末服，0.3～0.5克。以入丸、散或研末服为宜。或用活水蛭放于瘀肿部位以吸血消肿。

使用注意　孕妇及月经过多者忌用。

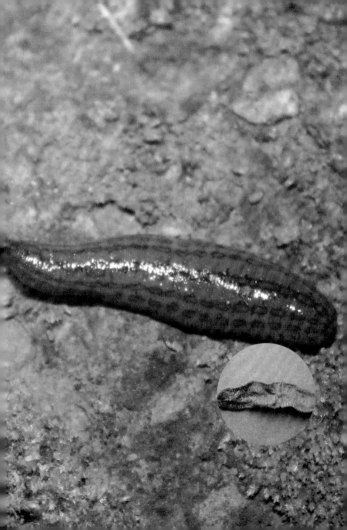

虻虫

基　原　本品为虻科昆虫复带虻 *Tabanus bivittatus* Matsumura 或其他同属昆虫的雌性全虫。

性味归经　苦，微寒；有小毒。归肝经。

功　效　破血通经，逐瘀消癥。

临床应用　癥瘕积聚，血瘀经闭；跌打损伤。

性能特点　本品有破血逐瘀、消癥通经之功，与水蛭相似，而性尤峻猛。常用治经闭、癥瘕、蓄血发狂等证。唯性猛有毒，用当宜慎。

用法用量　内服：煎服，1~1.5克。研末服，0.3克。

使用注意　腹泻者慎用。孕妇及无瘀积者禁服。

活血化瘀药

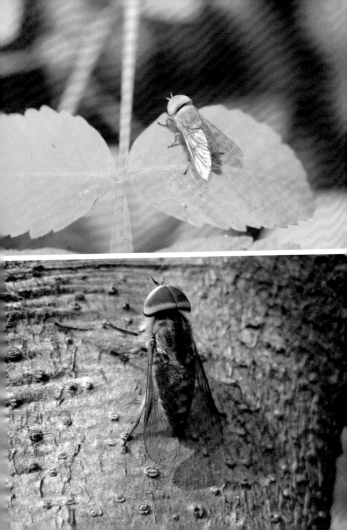

斑蝥

基　原　本品为芫菁科昆虫南方大斑蝥 *Mylabris phalerata* Pallas或黄黑小斑蝥 *Mylabris. Cichorii* Linnaeus的干燥体。

性味归经　辛，热；有大毒。归肝、胃、肾经。

功　效　破血逐瘀，散结消癥，攻毒蚀疮。

临床应用　癥瘕积聚，血瘀经闭；痈疽，顽癣，瘰疬。

性能特点　本品能破血通经、消癥散结。外用能以毒攻毒，消肿散结，蚀疮祛腐，治痈疽、瘰疬、狂犬咬伤。

用法用量　内服：0.03～0.06克，多入丸、散。外用：适量，酒、醋浸涂，或研末敷贴，或作发疱用。内服宜与糯米同炒，或配青黛、丹参以缓其毒。

使用注意　本品有大毒，内服宜慎。体弱者及孕妇禁服。外用可刺激皮肤发红发疱，甚至腐烂，不宜久敷和大面积使用。

活血化瘀药

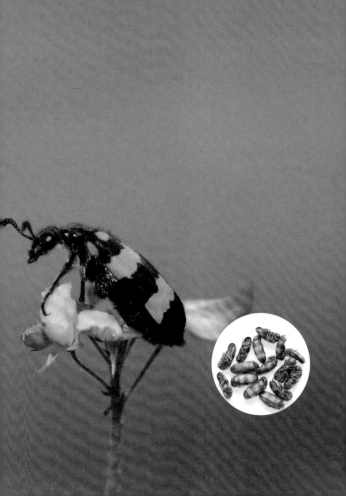

止咳化痰平喘药

ZHI KE HUA TAN PING CHUAN YAO

温化寒痰药　清化热痰药　止咳平喘药

BAN XIA

半夏

基　原　本品为天南星科植物半夏 *Pinellia ternata*（Thunb.）Breit.的干燥块茎。

性味归经　辛、温；有毒。归脾、胃、肺经。

功　效　燥湿化痰，降逆止呕，消痞散结。

临床应用　湿痰，寒痰证；呕吐；胸痹，结胸以及瘰疬瘿瘤等。

性能特点　本品辛温而燥。长于燥脾湿而化痰浊，温脏腑而化寒痰，降胃气而止呕吐，为治寒痰、湿痰及呕吐的要药。又具辛散之性，能化痰消痞散结，治痰气互结之心下痞、结胸、胸痹、梅核气等。

用法用量　内服：煎服，3～9克。外用：适量，磨汁涂或研末，以酒调敷患处。姜半夏长于降逆止呕，多用于治呕吐反胃；法半夏长于燥湿化痰，多用于治咳嗽痰多。

使用注意　其性温燥，阴虚燥咳、血证、热痰、燥痰者应慎用，妊娠期妇女慎用；不宜与川乌、制川乌、草乌、制草乌、附子同用；生半夏内服宜慎。

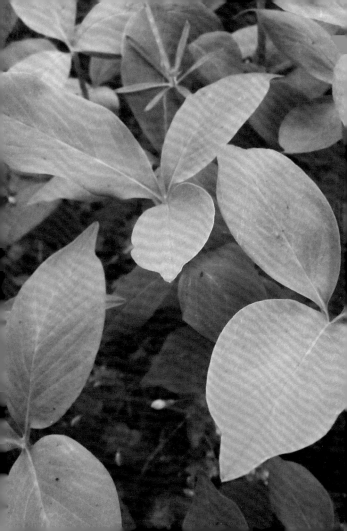

天南星

基　原　本品为天南星科植物天南星 *Arisaema erubescens* (Wall.)Schott、异叶天南星 *Arisaema heterophyllum* Bl.或东北天南星 *Arisaema amurense* Maxim. 的干燥块茎。

性味归经　苦、辛，温；有毒。归肺、肝、脾经。

功　效　燥湿化痰，祛风止痉，散结消肿。

临床应用　湿痰、寒痰证；风痰眩晕，癫痫；痈疽肿痛。

性能特点　本品味辛苦燥性温，入肺、脾经，能燥化痰湿，善治寒湿顽痰，常与半夏相须为用；又入肝经，性走窜，专走经络，能祛经络中之风痰而止痉挛，为祛风痰之要药，可治风痰所致的眩晕、脑卒中、癫痫及破伤风等。

用法用量　内服：煎服，3～9克；多制用。外用：生品适量，研末以醋或酒调敷于患处。

使用注意　阴虚血燥者及孕妇慎用；生品内服宜慎。

388 I 389　中药学药物速认速查小红书

止咳化痰 平喘药 → 温化寒痰药

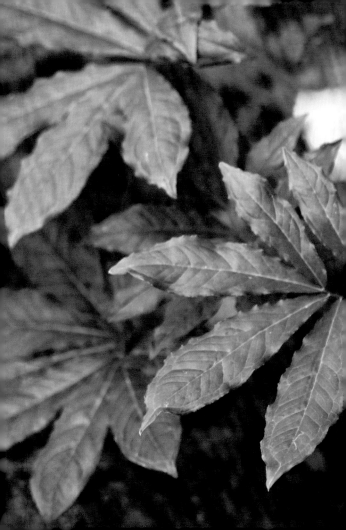

白附子

基　　原　本品为天南星科植物独角莲 *Typhonium giganteum* Engl.的干燥块茎。

性味归经　辛，温；有毒。归胃、肝经。

功　　效　祛风痰，定惊搐，解毒散结，止痛。

临床应用　脑卒中，口眼㖞斜；瘰疬痰核以及毒蛇咬伤等。

性能特点　本品性上行，既能燥湿化痰，善祛风痰而解痉止痛，治口眼㖞斜、惊风癫痫、破伤风、偏头痛等；又能解毒散结、消肿止痛，治瘰疬痰核及毒蛇咬伤。

用法用量　内服：煎服，3～6克；研末服，0.5～1克。内服宜制用。外用：适量，生品捣烂外敷。一般炮制后用。

使用注意　生品内服宜慎；阴虚、血虚动风或热盛动风者不宜使用；孕妇慎用。

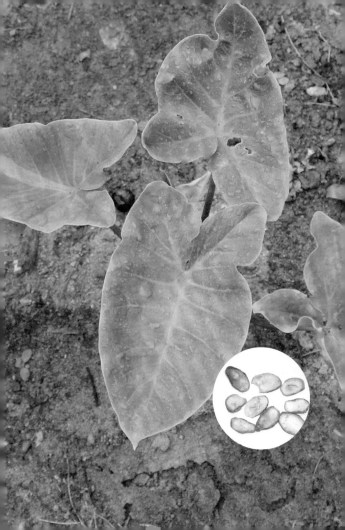

皂荚

基　　原 本品为豆科植物皂荚 *Gleditsia sinensis* Lam. 的果实。

性味归经 辛、咸，温；有小毒。归肺、大肠经。

功　　效 祛痰开窍，散结消肿。

临床应用 顽痰阻肺咳喘证；痰涎壅盛。

性能特点 本品性味辛温而咸，主入肺、大肠经。性走窜，能祛胶结之顽痰，通利气道，治顽痰阻滞咳喘痰多；取其入鼻则嚏，入喉即吐，涌吐痰涎而能通窍开噤醒神，用治痰壅阻闭关窍之神昏口噤。

用法用量 内服：多入丸、散用，1～1.5克。外用：适量，研末吹鼻取嚏或研末调敷于患处。

使用注意 孕妇、气虚阴亏及咯血、吐血、有出血倾向者禁用。

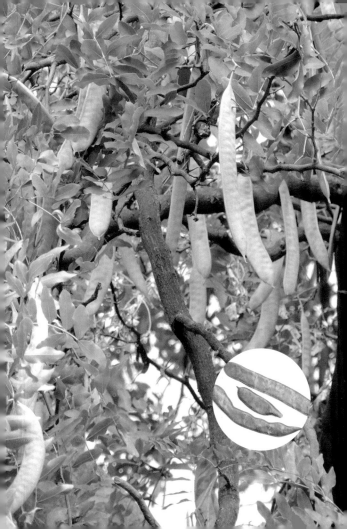

旋覆花

基　原　本品为菊科植物旋覆花*Inula japonica* Thunb.或欧亚旋覆花*Inula britannica* L.的干燥头状花序。

性味归经　苦、辛、咸，微温。归肺、脾、胃、大肠经。

功　效　降气，消痰，行水，止呕。

临床应用　痰饮壅肺或痰饮蓄结证；噫气，呕吐。

性能特点　本品辛开苦降温通，主入肺、胃二经。既善降气化痰而平喘，又消痰行水而除痞满，可治痰饮壅滞，肺气上逆之咳喘、胸膈痞满证；又善降胃气而止呕噫，治胃气上逆之呕吐、噫气，为治肺、胃气逆病证之要药。

用法用量　内服：煎服，3～9克，包煎。

使用注意　阴虚劳嗽、津伤燥咳者不宜服用。

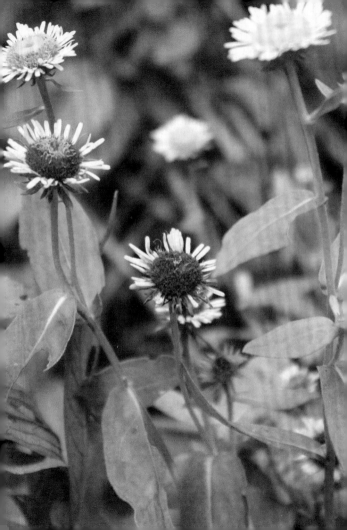

QIAN HU

前胡

基　原　本品为伞形科植物白花前胡*Peucedanum praeruptorum* Dunn的干燥根。

性味归经　苦、辛，微寒。归肺经。

功　效　降气祛痰，散风清热。

临床应用　痰热阻肺证；风热咳嗽。

性能特点　本品苦辛微寒，苦能下气消痰，辛能宣肺散风，寒能清热，专入肺经。善宣降肺气、化痰浊、散风寒，为兼有疏散风热作用的祛痰止咳药。可治痰热阻肺、肺失宣肃之咳喘证。

用法用量　内服：煎服，3~10克；或入丸、散。

使用注意　恶皂荚，畏藜芦。

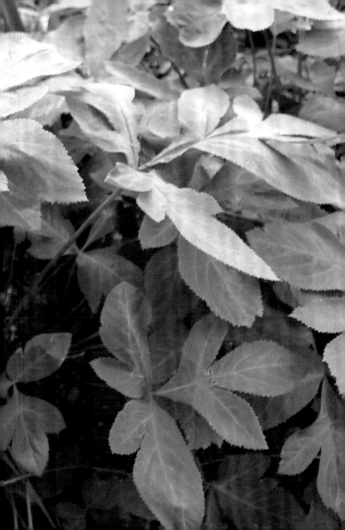

桔梗

基　原　本品为桔梗科植物桔梗*Platycodon grandiflorum* (Jacq.) A.DC.的干燥根。

性味归经　苦、辛，平。归肺经。

功　效　宣肺，利咽，祛痰，排脓。

临床应用　咳嗽痰多，胸闷不畅；肺痈吐脓以及咽喉肿痛等。

性能特点　本品辛散苦泄，性善上行，专走肺经，为肺经气分之要药。善开宣肺气而治咳嗽痰多，无论外感内伤、属寒属热均可应用。又能散肺气之结，利胸中之滞，以宽胸快膈，促进肺中脓痰排出。

用法用量　内服：煎服，3～10克。

使用注意　凡气机上逆之呕吐、呛咳、眩晕及阴虚火旺咯血者，不宜用；用量过大易致恶心呕吐。

止咳化痰 平喘药 → 清化热痰药

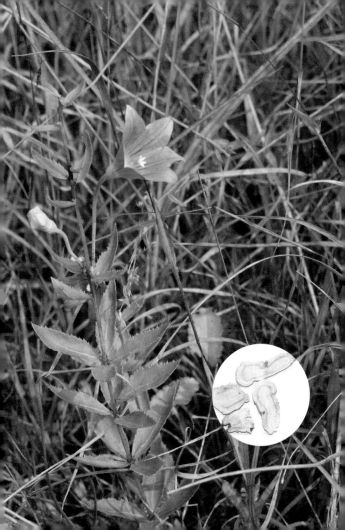

川贝母

基 原 本品为百合科植物川贝母 *Fritillaria cirrhosa* D.Don、暗紫贝母*Fritillaria unibracteata* Hsiao et K.C.Hsia、甘肃贝母*Fritillaria przewalskii* Maxim.、梭砂贝母*Fritillaria delavayi* Franch.、太白贝母*Fritillaria taipaiensis* P.Y.Li或瓦布贝母 *Fritillaria unibracteata* Hsiao et K.C. Hsia var.*wabuensis* (S. Y. Tang et S. C. Yue)Z. D. Liu，S. Wang et S. C. Chen的干燥鳞茎。

性味归经 苦、甘，微寒。归肺、心经。

功 效 清热润肺，化痰止咳，散结消痈。

临床应用 肺热咳嗽；瘰疬，乳痈，肺痈。

性能特点 本品甘寒质润，为清润之品。既能清肺化痰，又能润肺止咳，为治肺燥、肺阴虚、虚劳久咳之常用药。且具清热解郁、化痰散结之功，可治痰火、热毒壅结之证。

用法用量 内服：煎服，3～10克；研末冲服，一次1～2克。

使用注意 寒痰、湿痰者不宜用。反乌头，不宜与川乌、制川乌、草乌、制草乌、附子同用。

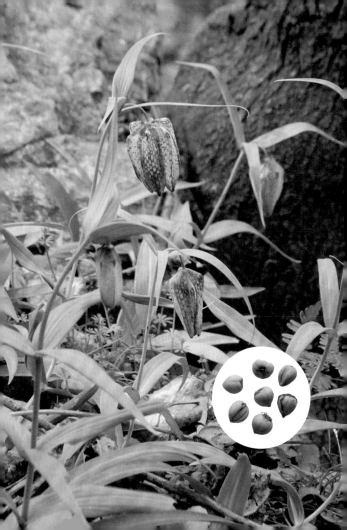

浙贝母

基　原　本品为百合科植物浙贝母*Fritillaria thunbergii Miq.*的干燥鳞茎。

性味归经　苦，寒。归肺、心经。

功　效　清热化痰止咳，解毒散结消痈。

临床应用　风热，痰热咳嗽；瘰疬，瘿瘤，疮痈。

性能特点　本品功似川贝母而偏苦泄，以清热化痰、开郁散结之功见长。外感风热、痰热咳嗽以及痰火、热毒壅结之病证多用。

用法用量　内服：煎服，5～10克。

使用注意　同川贝母。

402 ｜ 403　中药学药物速认速查小红书　　　　　　止咳化痰 平喘药 → 清化热痰药

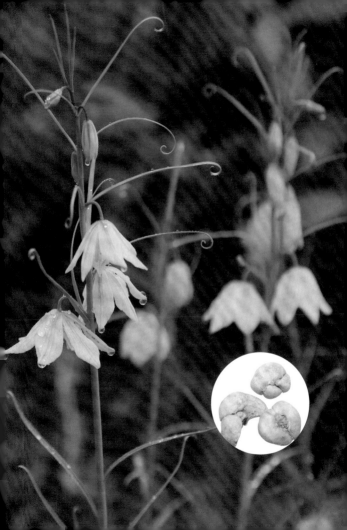

瓜蒌

基　原　本品为葫芦科植物栝楼*Trichosanthes kirilowii* Maxim.或双边栝楼*Trichosanthes rosthornii* Harms的干燥成熟果实。

性味归经　甘、微苦，寒。归肺、胃、大肠经。

功　效　清热涤痰，宽胸散结，润燥滑肠。

临床应用　痰热咳喘；胸痹，结胸；肺痈，肠痈以及便秘等。

性能特点　本品甘寒润滑，入肺与大肠经。上能清肺润肺而化痰止咳，治肺热、痰热、肺燥之咳喘，又善宽胸利气以开痹，为治胸痹之要药；下能润肠滋燥以通便，治肠燥便秘。还能清热散结以消痈。

用法用量　内服：煎服，9～15克。

使用注意　脾虚便溏及寒痰、湿痰者不宜服用；反乌头，不宜与川乌、制川乌、草乌、制草乌、附子同用。

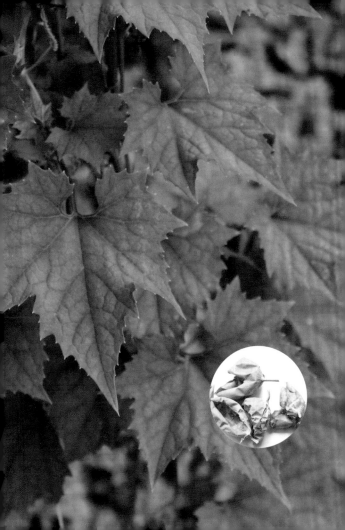

天竺黄

基　　原　本品为禾本科植物青皮竹 *Bambusa textilis* McClure或华思劳竹 *Schizostachyum chinense* Rendle等秆内的分泌液干燥后的块状物。

性味归经　甘，寒。归心、肝经。

功　　效　清热豁痰，凉心定惊。

临床应用　痰热癫痫，脑卒中痰蒙。

性能特点　本品善清化热痰、清心定惊，为治小儿痰热惊风之要药。还常用于脑卒中痰迷、癫痫、热病神昏及痰热咳喘等。

用法用量　内服：煎服，3～9克；研粉冲服，每次0.6～1克；或入丸、散。

使用注意　寒痰、湿痰者忌服。

止咳化痰 平喘药 → 清化热痰药

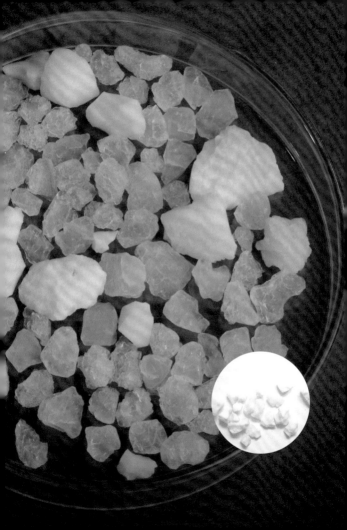

昆布

基　原　本品为海带科植物海带 *Laminaria japonica* Aresch.或翅藻科植物昆布（鹅掌菜）*Ecklonia kurome* Okam.的干燥叶状体。

性味归经　咸，寒。归肝、胃、肾经。

功　效　软坚散结，消痰，利水消肿。

临床应用　同海藻，常与海藻相须为用。

性能特点　本品有清热消痰，软坚散结的作用，为消散瘿瘤瘰疬的常用药。

用法用量　内服：煎服，6～12克。

使用注意　脾胃虚寒者忌服。

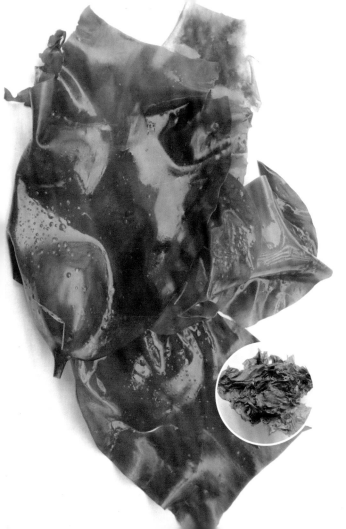

黄药子

基　原　本品为薯蓣科植物黄独 *Dioscorea bulbifera* L.的块茎。

性味归经　苦，寒；有小毒。归肺、肝、心经。

功　效　化痰散结消瘿，清热凉血解毒。

临床应用　瘿瘤，瘰疬；疮疡肿毒，咽喉肿痛以及血热出血等。

性能特点　本品既能清泄肺肝实火，消痰软坚而散结消瘿，治痰火凝结的瘿瘤、瘰疬；又能清热解毒，凉血消肿，治热毒诸证及血热出血。

用法用量　内服：煎服，4.5～9克。外用：适量，研末调敷患处。

使用注意　本品有毒，不宜过量使用，如多服、久服可引起吐泻、腹痛等消化道反应，并对肝肾有一定的损害，故脾胃虚弱及肝肾功能损害者慎用。

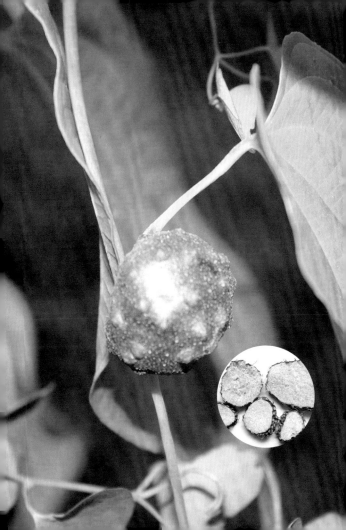

蛤壳

基 原 本品为帘蛤科动物文蛤 *Meretrix meretrix* Linnaeus或青蛤 *Cyclina sinensis* Gmelin的贝壳。

性味归经 苦、咸,寒。归肺、肾、胃经。

功 效 清热化痰,软坚散结,制酸止痛;外用收湿敛疮。

临床应用 肺热咳喘;咳痰,瘿瘤,瘰疬。

性能特点 本品善清肺热,化痰软坚,为治痰火郁结咳喘、痰核、瘿瘤、瘰疬之常品;又能利水消肿,治水气浮肿、小便不利。此外,本品煅用可制酸止痛。

用法用量 内服:煎服,6~15克,宜先煎;或入丸、散,1~3克。蛤粉宜包煎。外用:适量,研极细粉,撒布或油调后敷于患处。

使用注意 脾胃虚寒及气虚寒咳者慎服。

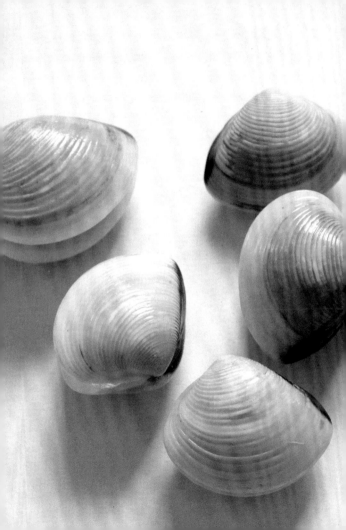

海浮石

基　原　本品为胞孔科动物脊突苔虫 *Costazia aculeata* Canu et Bassler及瘤苔虫 *Cellporina costazii* Audouin 等的骨骼。

性味归经　咸，寒。归肺经。

功　效　清肺化痰，软坚散结。

临床应用　痰热咳喘；瘿瘤，瘰疬。

性能特点　本品咸寒，体虚轻浮，主入肺经，善清化热痰、软坚散结，可治痰火凝结诸证，老痰胶结积块尤其是其所长。此外，本品还能利尿通淋。

用法用量　内服：煎服，10～15克，宜打碎先煎。

使用注意　虚寒咳嗽者忌服。

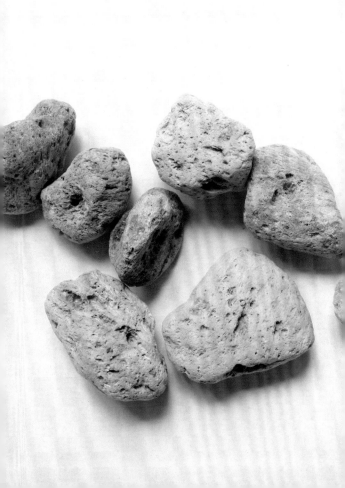

瓦楞子

基　原　本品为软体动物蚶科毛蚶*Arca subcrenata* Lischke、泥蚶*Arca granosa* Linnaeus或魁蚶*Arca inflata* Reeve的贝壳。

性味归经　咸，寒。归肺、胃、肝经。

功　效　消痰化瘀，软坚散结，制酸止痛。

临床应用　顽痰积结，瘰疬痰核，以及痰瘀互结的癥瘕痞块等。

性能特点　本品咸平，既能消痰软坚，又能化瘀散结，适宜于治疗痰瘀互结之证。本品煅用能制酸止痛。

用法用量　内服：煎服，9～15克，宜打碎先煎；研末服，1～3克。消痰化瘀，软坚散结宜生用；制酸止痛宜煅用。

使用注意　无瘀血痰积者勿用。

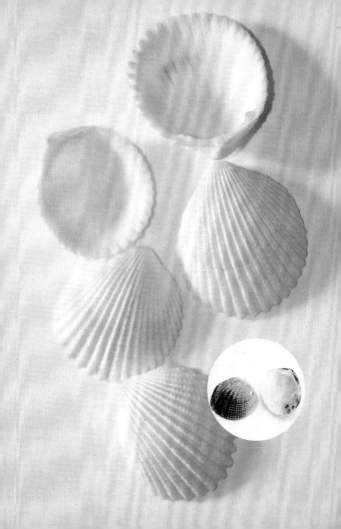

苦杏仁

基　原　本品为蔷薇科植物山杏 *Prunus armeniaca* L. var. *ansu* Maxim.、西伯利亚杏 *Prunus sibirica* L.、东北杏 *Prunus mandshurica*（Maxim.）Koehne或杏 *Prunus armeniaca* L.的干燥成熟种子。

性味归经　苦，微温；有小毒。归肺、大肠经。

功　效　降气、止咳、平喘，润肠通便。

临床应用　咳喘诸证；肠燥便秘。

性能特点　本品苦温润降，质润多脂。上能降肺气，疏利开通而止咳平喘，为治咳喘之要药，凡咳嗽喘满，无论新久、寒热、虚实、有无外感，皆可配伍应用；下能降气润肠而通利大便，用于肠燥便秘。

用法用量　内服：煎服，5~10克，宜打碎入煎，生品入煎剂后下。

使用注意　内服不宜过量，以免中毒；阴虚咳嗽、大便溏泻者忌用；婴儿慎用。

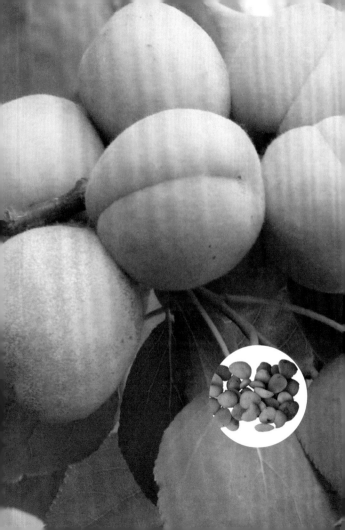

紫苏子

基　　原　本品为唇形科植物紫苏 *Perilla frutescens*（L.）Britt. 的干燥成熟果实。

性味归经　辛，温。归肺经。

功　　效　降气化痰，止咳平喘，润肠通便。

临床应用　痰壅气逆咳喘；肠燥便秘。

性能特点　本品辛温润降，长于降肺气、化痰涎，气降痰消则喘咳自平，故无论外感、内伤所致的痰壅气逆咳喘均可应用，为治痰壅气逆咳喘之要药；又富含油脂，能润燥滑肠，且降泄肺气，以助大肠传导。

用法用量　内服：煎服，3~10克；或入丸、散。

使用注意　阴虚喘逆、脾虚便滑者皆不可用。

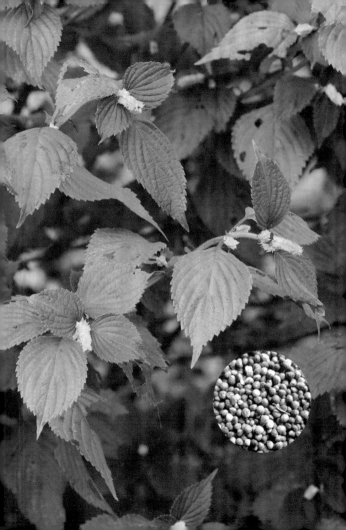

百部

基　　原　本品为百部科植物直立百部 *Stemona sessilifolia*（Miq.）Miq.、蔓生百部 *Stemona japonica*（Bl.）Miq.或对叶百部 *Stemona tuberosa* Lour.的干燥块根。

性味归经　甘、苦，微温。归肺经。

功　　效　润肺下气止咳，杀虫灭虱。

临床应用　新久咳嗽；头虱，体虱，蛲虫。

性能特点　本品甘润苦降，微温不燥，药性平和，专入肺经。功专止咳，蜜制能润肺。凡咳嗽，无论外感、内伤、暴咳、久咳，皆可用之，为治肺痨咳嗽、久咳虚嗽之要药。外用能杀虫灭虱。

用法用量　内服：煎服，3～9克。外用：适量，水煎或酒浸。蜜炙百部润肺止咳，用于阴虚劳嗽。

使用注意　脾虚食少便溏者忌用。

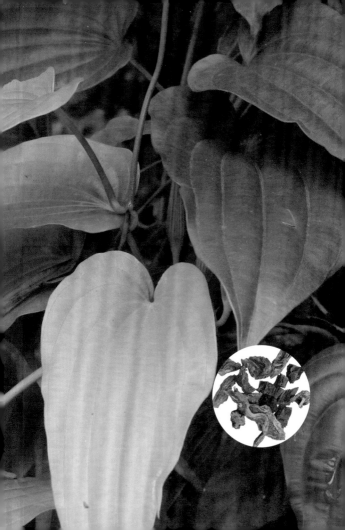

紫菀

基原 本品为菊科植物紫菀 *Aster tataricus* L.f.的干燥根及根茎。

性味归经 辛、苦，温。归肺经。

功效 润肺下气，消痰止咳。

临床应用 咳嗽有痰。

性能特点 本品温而不热，味辛苦而不燥，长于润肺下气，开肺郁，化痰浊而止咳。凡咳嗽痰多，无论外感、内伤、寒热虚实，病程长短，皆可用之。唯其蜜制虽能润肺，但滋养之功甚微，且为性温之品，治阴虚劳嗽时，不宜单独使用。

用法用量 内服：煎服，5~10克。外感暴咳宜生用，肺虚久咳宜蜜炙用。

使用注意 有实热者忌服。

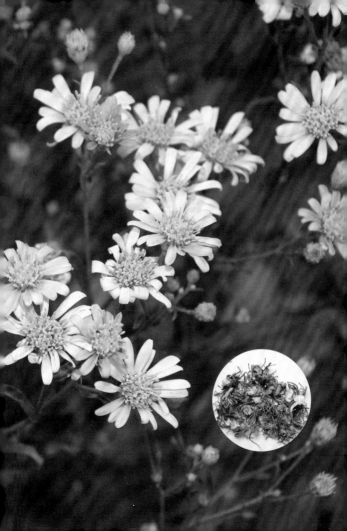

马兜铃

基　原　本品为马兜铃科植物北马兜铃*Aristolochia contorta* Bge.或马兜铃*Aristolochia debilis* Sieb. et Zucc.的干燥成熟果实。

性味归经　苦，微寒。归肺、大肠经。

功　效　清肺降气，止咳平喘，清肠消痔。

临床应用　肺热咳嗽；痔疮肿痛。

性能特点　本品味苦降泄，寒能清热。本品主入肺经，善清泄肺热，肃降肺气，化痰止咳平喘，尤宜于肺热咳喘；又入大肠经，能清除大肠积热而清肠消痔；且能清热平肝降压，治肝阳上亢型高血压病。

用法用量　内服：煎服，3～9克。外用：适量，煎汤熏洗。一般生用，肺虚久咳宜蜜炙用。

使用注意　本品含马兜铃酸，可引起肾脏损害等不良反应；儿童及老人慎用；孕妇、婴幼儿及肾功能不全者禁用。

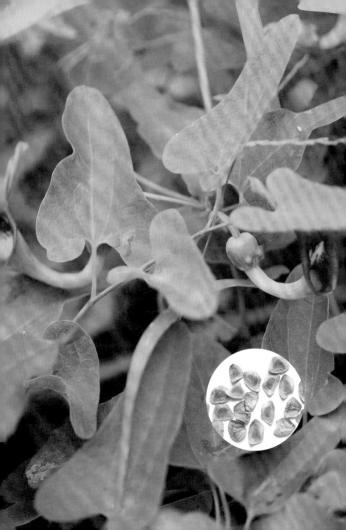

枇杷叶

基　原　本品为蔷薇科植物枇杷 *Eriobotrya japonica*（Thunb.）Lindl.的干燥叶。

性味归经　苦，微寒。归肺、胃经。

功　效　清肺止咳，降逆止呕。

临床应用　肺热咳嗽；胃热呕吐。

性能特点　本品味苦降泄，性寒清热。入肺经，能清肺热，降肺气，化痰止咳；入胃经，能清胃热，降胃气而止呕逆，为治肺热咳嗽、胃热呕逆之常用品。

用法用量　内服：煎服，6～10克，鲜品加倍。止咳宜炙用，止呕宜生用。

使用注意　胃寒呕吐及肺感风寒咳嗽者禁用。

止咳化痰 平喘药 → 止咳平喘药

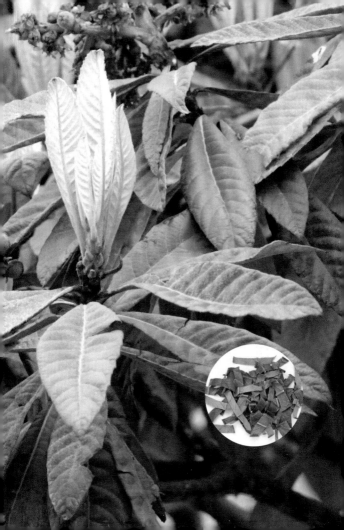

桑白皮

基　　原　本品为桑科植物桑 *Morus alba* L.的干燥根皮。

性味归经　甘，寒。归肺经。

功　　效　泻肺平喘，利水消肿。

临床应用　肺热咳嗽；水肿。

性能特点　本品甘寒，主入肺经，能清泄肺火兼泄肺中水气而止咳平喘。凡肺中火热或水气为患，均可用之，尤善清泄肺热；又能清降肺气，通调水道而利水消肿，多用于风水、皮水。

用法用量　内服：煎服，6～12克，大剂量可用至30克。

使用注意　泄肺利水、平肝清火宜生用；肺虚咳嗽者宜蜜炙用；肺虚无火，小便多及风寒咳嗽者忌服。

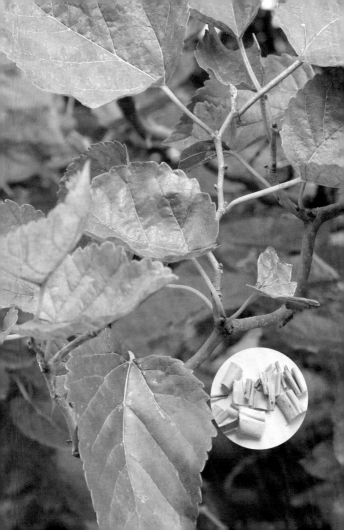

白果

基　　原 本品为银杏科植物银杏*Ginkgo biloba* L.的干燥成熟种子。

性味归经 甘、苦、涩，平；有毒。归肺、肾经。

功　　效 敛肺定喘，止带缩尿。

临床应用 哮喘痰嗽；带下，白浊，小便频数，遗尿。

性能特点 本品甘苦性平，涩敛而降，既能敛肺定喘，且兼有一定的化痰之功，为治喘咳痰多之常用药，又收涩而固下焦，能除湿泄浊、止带缩尿，治带下白浊、遗尿、尿频等。

用法用量 内服：煎服，5～10克，用时捣碎。入药时须去其外层种皮及内层薄皮和心芽。

使用注意 生食有毒。

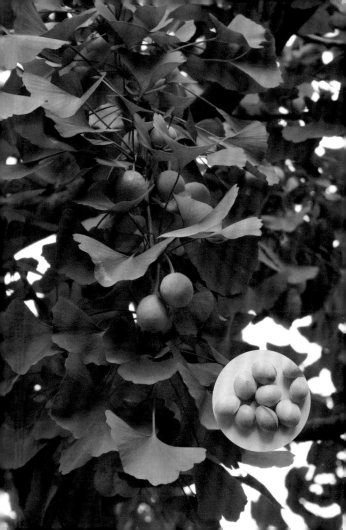

矮地茶

基　原　本品为紫金牛科植物紫金牛*Ardisia Japonica*（Thumb）Blume的干燥全草。

性味归经　辛、微苦，平。归肺、肝经。

功　效　止咳平喘，清利湿热，活血化瘀。

临床应用　咳喘痰多；黄疸，淋证，水肿；跌打损伤。

性能特点　本品苦泄辛行性平，有显著的止咳祛痰作用，少兼平喘之功。因其性平，可治喘咳痰多之证，不问寒热，均可配伍应用，尤宜于肺热咳嗽；且长于清热利湿、活血化瘀，用于治疗湿热及血瘀病证。

用法用量　内服：煎服，15～30克；或捣汁服。

使用注意　少数患者有胃脘部不适等消化道反应。

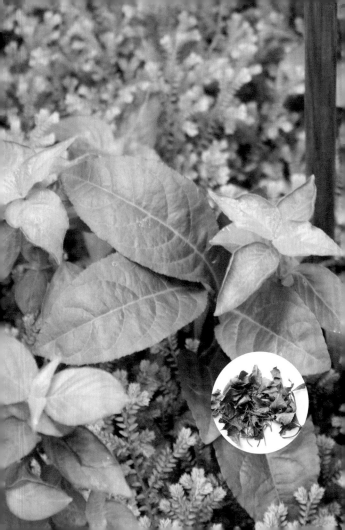

洋金花

基 原 本品为茄科植物白曼陀罗 *Datura metel* L. 的干燥花。

性味归经 辛，温；有毒。归肺、肝经。

功 效 平喘止咳，解痉定痛。

临床应用 哮喘咳嗽；心腹疼痛；癫痫及慢惊风。

性能特点 本品为麻醉镇静、止咳平喘药，善治咳喘无痰，他药乏效者，尤宜于寒性哮喘；又善于麻醉止痛，可用于治疗心腹疼痛、风湿痹痛、跌打损伤等证；尚能解痉止搐，治疗小儿慢惊及癫痫。

用法用量 内服：多作丸、散剂吞服，每次0.3～0.6克，亦可作卷烟分次燃吸（每日量不超过1.5克），煎服，20克，麻醉用。外用：适量，煎汤洗或研末外敷。

使用注意 本品有毒，应控制剂量；外感及痰热咳喘、青光眼、高血压及心动过速患者和孕妇禁用。

436 | 437 中药学药物速认速查小红书 止咳化痰 平喘药 → 止咳平喘药

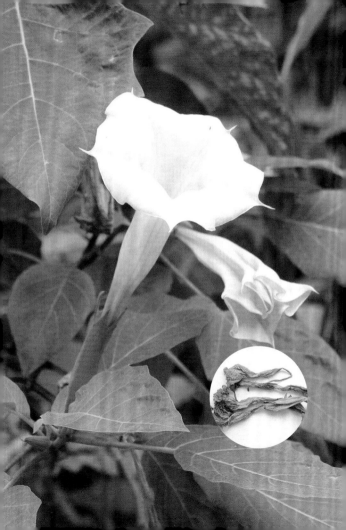

安神药

AN SHEN YAO

重镇安神药　养心安神药

ZHU SHA

朱砂

基原 本品为硫化物类矿物辰砂族辰砂，主含硫化汞（HgS）。

性味归经 甘，微寒；有毒。归心经。

功效 清心镇惊，安神，明目，解毒。

临床应用 心神不宁，心悸，失眠；惊风，癫痫以及疮疡等。

性能特点 本品甘寒清解，质重镇怯，力强有毒，专入心经，善重镇安神，用治心神不宁、心悸、失眠、惊风、癫痫，为治心火亢盛诸证之要药，亦为重镇安神的要药；又能清热解毒，为治热毒痈肿、咽痛、口疮之常用药。

用法用量 内服：研末冲，或入丸、散，0.1～0.5克，不宜入煎剂。外用：适量，干掺，或调敷，或喷喉。

使用注意 本品有毒，不宜大量服用，也不宜少量久服；孕妇及肝肾功能不全者禁用；忌火煅。

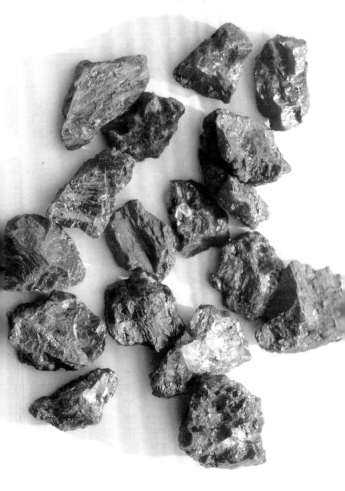

龙骨

基　　原　本品为古代哺乳动物如象类、犀牛类、三趾马等的骨骼化石。

性味归经　甘、涩，平。归肝、心经。

功　　效　镇惊安神，平肝潜阳，收敛固涩以及收湿敛疮等。

临床应用　心神不宁，心悸失眠；肝阳眩晕；滑脱诸证；湿疮湿疹。

性能特点　本品甘涩微寒，生用质重镇潜，长于镇惊安神、平肝潜阳，治心神不安，肝阳上亢常用，为重镇安神之要药。本品煅后药性涩敛，内服收敛固脱，治滑脱之证每投；外用收湿敛疮，治湿疹湿疮可选。

用法用量　内服：煎服，15～30克，打碎先煎。外用：适量，煅后研末干掺。镇惊安神，平肝潜阳宜生用；收敛固涩，收湿敛疮宜煅用。

使用注意　本品性涩，故湿热积滞者慎用。

安神药 → 重镇安神药

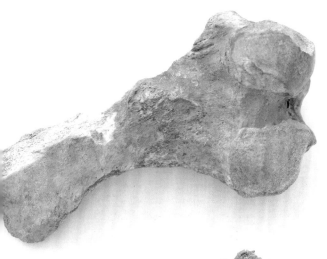

琥珀

基　　原　本品为某些松科植物的树脂，埋于地层年久而成的化石样物质。

性味归经　甘，平。归心、肝、膀胱经。

功　　效　镇惊安神，活血散瘀，利水通淋。

临床应用　惊悸失眠，惊风癫痫；血滞经闭；淋证以及癃闭等。

性能特点　本品甘平，重镇行散，入肝、心经，善安神定惊，活血散瘀，善治血瘀肿痛、经闭痛经、心腹刺痛、癥瘕积聚等多种瘀血证；入膀胱经，能利尿通淋，用治淋证尿频、尿痛及癃闭小便不利之证。

用法用量　内服：研末冲，或入丸、散，1.5～3克；不宜入煎剂。外用：适量，研末干掺，或调敷。

使用注意　阴虚内热及无瘀滞者忌服。

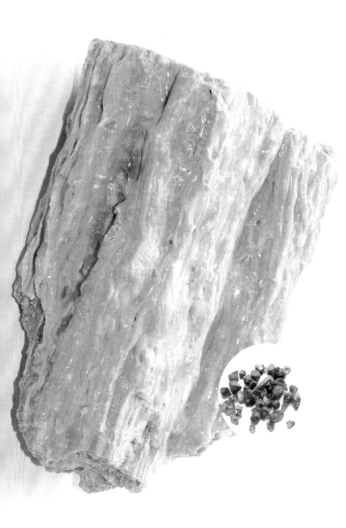

珍珠

基　原　本品为珍珠贝科动物马氏珍珠贝*Pteria martensii*（Dunker）、蚌科动物三角帆蚌*Hyriopsis cumingii*（Lea）或褶纹冠蚌*Cristaria plicata*（Leach）等双壳类动物受刺激形成的珍珠。

性味归经　甘、咸，寒。归心、肝经。

功　效　安神定惊，明目消翳，解毒生肌，润肤祛斑等。

临床应用　惊悸失眠，惊风癫痫；目赤翳障以及口舌生疮等。

性能特点　本品质重镇怯，甘寒清解，入心、肝经。本品既善安神定惊，治惊悸、失眠、癫痫及惊风，尤宜于心虚有热之虚烦不眠；又清肝而明目除翳，治目赤翳障；还解毒敛疮，润肤祛斑养颜，治喉痹口疮、溃疡不敛、皮肤色斑。

用法用量　内服：多入丸、散，0.1～0.3克。外用：适量。

使用注意　孕妇忌服。

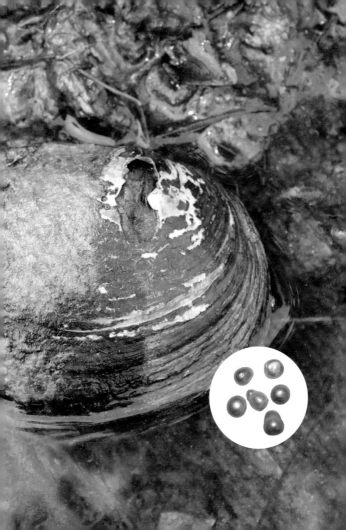

酸枣仁

基　原　本品为鼠李科植物酸枣*Ziziphus jujube* Mill. var. *spinosa* (Bunge) Hu ex H.F.Chou的干燥成熟种子。

性味归经　甘、酸，平。归肝、胆、心经。

功　效　养心补肝，宁心安神，敛汗，生津。

临床应用　虚烦不眠，惊悸多梦；体虚多汗以及津伤口渴等。

性能特点　本品甘酸补敛，性平不偏，善于养心益肝而安神，善治心肝阴血亏虚之心神不安、失眠多梦、惊悸怔忡，为养心安神之要药；兼能敛汗，治疗体虚多汗；亦可敛阴生津，为治疗阴液亏虚之口渴咽干的常用药物。

用法用量　内服：煎服，10～15克。

使用注意　凡有实邪郁火及患有滑泄症者慎服。

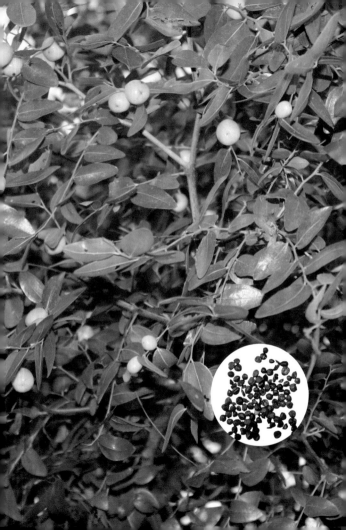

柏子仁

基　原　本品为柏科植物侧柏 *Platycladus orientalis* (L.) Franco 的干燥成熟种仁。

性味归经　甘，平。归心、肾、大肠经。

功　效　养心安神，润肠通便。

临床应用　虚烦失眠，心悸怔忡；肠燥便秘。

性能特点　本品甘平，质润多脂，为平补润燥之品。本品入心、肾经，能补阴血而养心安神，善治阴血亏虚之虚烦不眠；入大肠经，能润肠燥而通便，可治阴血亏虚之肠燥便秘。

用法用量　内服：煎服，3～10克，大便溏泻者宜用柏子仁霜代替柏子仁。

使用注意　本品质润滑肠，便溏及痰多者不宜用。

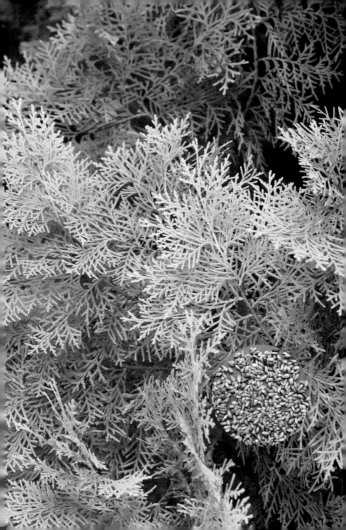

平肝息风药

PING GAN XI FENG YAO

平抑肝阳药　息风止痉药

珍珠母

基　　原　本品为珍珠贝科动物马氏珍珠贝*Pteria martensii*（Dunker）、蚌科动物三角帆蚌*Hyriopsis cumingii*（Lea）或褶纹冠蚌*Cristaria plicata*（Leach）的贝壳。

性味归经　咸，寒。归肝、心经。

功　　效　平肝潜阳，安神定惊，明目退翳。

临床应用　肝阳上亢，眩晕头痛；目赤肿痛；惊悸失眠。

性能特点　本品咸寒质重，主入肝经，既能平肝潜阳，清肝明目，治肝阳上亢之头晕目眩、头痛及肝火上攻之目赤肿痛，以及肝血不足视物昏花；又入心经，镇心安神之效为其所长，配伍后常用以治疗惊悸、心烦失眠。

用法用量　内服：煎服，10～25克，宜打碎先煎；或入丸、散剂。外用：适量。

使用注意　本品性寒质重，易伤脾胃，脾胃虚寒者慎服。

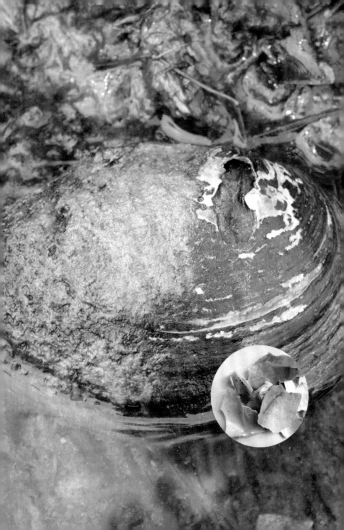

牡蛎

基　原　本品为牡蛎科动物长牡蛎*Ostrea gigas* Thunberg、大连湾牡蛎*Ostrea talienwhanensis* Crosse 或近江牡蛎*Ostrea rivularis* Gould的贝壳。

性味归经　咸、涩，微寒。归肝、胆、肾经。

功　效　益阴潜阳，软坚散结，收敛固涩，制酸止痛。

临床应用　肝阳上亢，头晕目眩；痰核，瘰疬；滑脱。

性能特点　本品咸涩微寒，质重沉降，入肝、肾经。本品生用为平肝潜阳之要药，兼可滋阴清热，善治阴虚阳亢，头晕目眩之证；尤其长于软坚散结，治痰核、瘰疬、癥瘕之疾，常为首选之药。

用法用量　内服：煎服，9～30克，宜打碎先煎。收敛固涩、制酸止痛宜煅用，余皆生用。

使用注意　多服、久服，易引起消化不良；体虚多寒者忌用；因有收敛作用，湿热实邪者忌用。

平肝息风药 → 平抑肝阳药

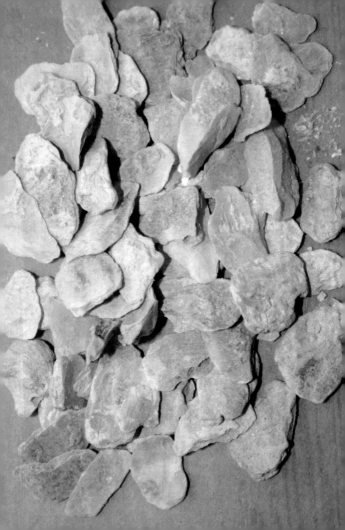

代赭石

基　原　本品为氧化物类矿物刚玉族赤铁矿，主含三氧化二铁（Fe_2O_3）。

性味归经　苦，寒。归肝、心、肺、胃经。

功　效　平肝潜阳，重镇降逆，凉血止血。

临床应用　头晕目眩；呕吐，呃逆；气逆喘息以及血热吐衄等。

性能特点　本品苦寒质重，入肝、心经，为纯降之品。降肝阳，逆气为其特长。本品既有显著的镇潜作用，为治肝阳上亢头晕目眩之佳品，又善降上逆之气而治呕吐、呃逆、嗳气及气逆喘息，为重镇降逆要药。

用法用量　内服：煎服，9～30克，宜打碎先煎；入丸、散，每次1～3克。降逆、平肝生用；止血煅用。

使用注意　虚寒证患者及孕妇慎用；因含微量砷，故不宜长期服用。

458 ｜ 459　中药学药物速认速查小红书

平肝息风药 → 平抑肝阳药

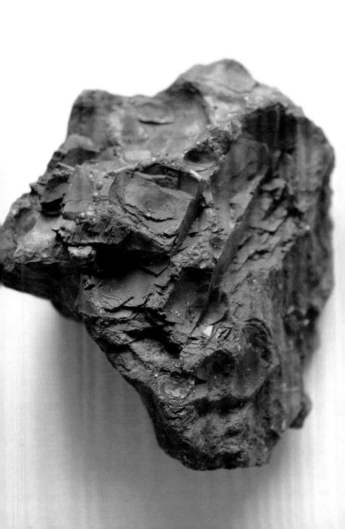

刺蒺藜

CI JI LI

基原　本品为蒺藜科植物蒺藜 *Tribulus terrestris* L. 的干燥成熟果实。

性味归经　辛、苦，平；有小毒。归肝经。

功效　平降肝阳，疏肝解郁，祛风明目，祛风止痒。

临床应用　头目胀痛；胸胁胀痛，乳闭胀痛；目赤、翳障；风疹瘙痒。

性能特点　本品苦泄辛散、性平，专入肝经，作用和缓。本品能平抑肝阳，以治肝阳眩晕；又可疏肝解郁，治肝郁气滞之胸胁胀痛及乳房胀痛；还能疏散肝经之风热，治风热上攻之目赤、翳障，乃眼科常用之品。

用法用量　内服：煎服，6～10克。

使用注意　阴血不足者及孕妇慎用。

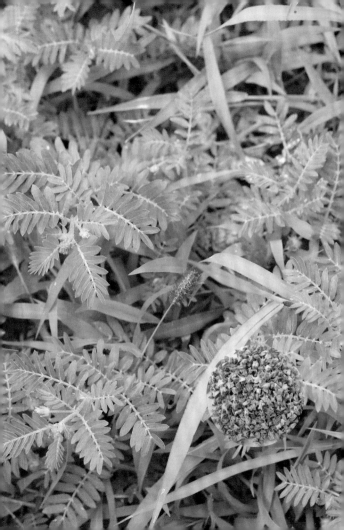

紫贝齿

基　原　本品为宝贝科动物阿拉伯绶贝*Mauritia arabica* Linnaeus的贝壳。

性味归经　咸，平。归肝经。

功　效　平肝潜阳，镇惊安神，清肝明目。

临床应用　头晕目眩；惊悸失眠，惊痫抽搐。

性能特点　本品咸平，质重沉降，主入肝经，既能平潜肝阳，治肝阳眩晕证，又能入心经，镇惊安神，治惊悸失眠等证。

用法用量　内服：煎服，10～15克，宜打碎再煎。

使用注意　脾胃虚弱者慎用。

平肝息风药 → 平抑肝阳药

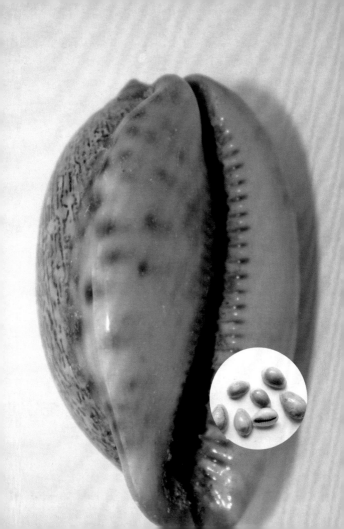

钩藤

基　原　本品为茜草科植物钩藤 *Uncaria rhynchophylla*（Miq.）Miq.ex Havil.、大叶钩藤 *Uncaria macrophylla* Wall.、毛钩藤 *Uncaria hirsuta* Havil.、华钩藤 *Uncaria sinensis*（Oliv.）Havil.或无柄果钩藤 *Uncaria sessilifructus* Roxb.的干燥带钩茎枝。

性味归经　甘，微寒。归肝、心包经。

功　效　息风定惊，清热平肝，疏风散热。

临床应用　惊痫抽搐；头痛，眩晕；头痛，目赤。

性能特点　本品作用较缓，功善息肝风，平肝阳，为治疗肝风内动，惊痫抽搐、肝阳上亢之头痛、眩晕的常用药；也能清热，但清热之力较缓，尤多用治小儿急惊风、壮热不退、手足抽搐等症。

用法用量　内服：煎服，3～6克，后下。

使用注意　脾胃虚寒、慢惊风者应慎用。

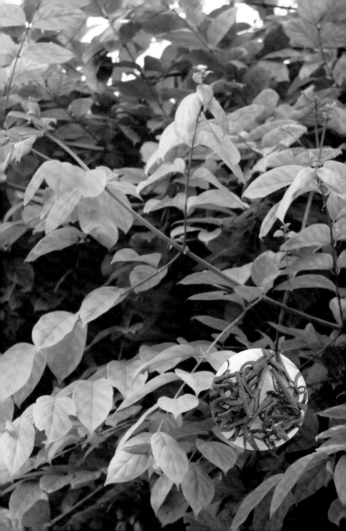

天麻

基　原　本品为兰科植物天麻 *Gastrodia elata* Bl.的干燥块茎。

性味归经　甘，平。归肝经。

功　效　息风止痉，平抑肝阳，祛风通络。

临床应用　惊痫抽搐；眩晕，头痛；中风不遂以及风湿痹痛等。

性能特点　本品甘平柔润，专入肝经。本品善息风止痉，对于肝风内动、惊痫抽搐，无论寒热虚实，皆可配伍应用；又善止眩晕头痛，可用治肝阳上亢，血虚肝旺，风痰上扰之眩晕头痛等证。

用法用量　内服：煎服，3～10克；研末冲服，1～1.5克。

使用注意　气血虚甚者慎服。

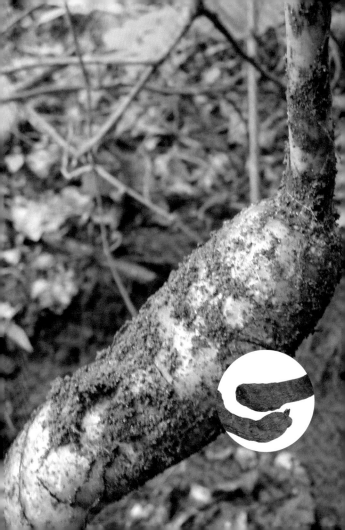

全蝎

基　原　本品为钳蝎科动物东亚钳蝎*Buthus martensii Karsch*的干燥体。

性味归经　辛，平；有毒。归肝经。

功　效　息风镇痉，通络止痛，攻毒散结。

临床应用　痉挛抽搐；疮疡肿毒；风湿顽痹以及偏正头痛等。

性能特点　本品为虫类搜剔之品，专入肺经，性善走窜，内外风兼治。本品善息风止痉，为治肝风抽搐要药，可用治各种痉挛抽搐、手足震颤者；又长于通络而止痛，治顽固性偏、正头痛及风湿顽痹。

用法用量　内服：煎服，3~6克。

使用注意　不可过量服用；血虚生风者慎用；孕妇禁用。

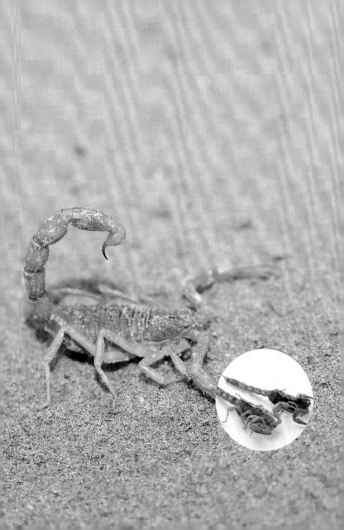

蜈蚣

基　原　本品为蜈蚣科动物少棘巨蜈蚣*Scolopendra subspinipes mutilans* L.Koch的干燥体。

性味归经　辛，温；有毒。归肝经。

功　效　息风镇痉，通络止痛，攻毒散结。

临床应用　痉挛抽搐；疮疡肿毒；风湿顽痹以及顽固性头痛等。

性能特点　本品功似全蝎，常相须为用。本品解痉药力较全蝎强，善息风止痉，治各种痉挛抽搐，甚角弓反张者；又可通络止痛，治风湿顽痹及顽固性偏、正头痛。

用法用量　内服：煎服，3～5克。

使用注意　本品有毒，用量不宜过大；血虚发痉者慎用；孕妇忌用。

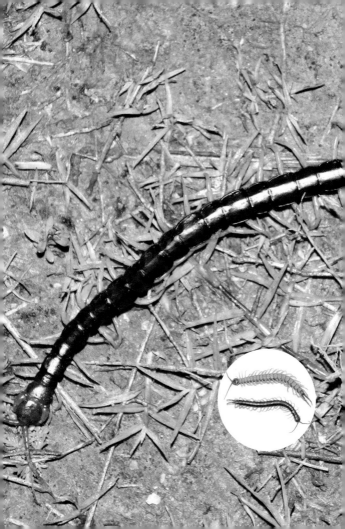

僵蚕

基　原　本品为蚕蛾科昆虫家蚕 *Bombyx mori* Linnaeus.4～5龄的幼虫感染（或人工接种）白僵菌 *Beauveria bassiana*（Bals.）Vuillant而致死的干燥体。

性味归经　咸、辛，平。归肝、肺、胃经。

功　效　息风止痉，祛风通络，疏风散热，化痰散结。

临床应用　惊痫抽搐；风中经络；风热头痛；瘰疬以及痰核等。

性能特点　本品入肝、肺经。本品能息风止痉，但作用不及全蝎、蜈蚣，兼可化痰；可治多种原因之惊痫抽搐轻证，对惊风、癫痫挟痰热者尤宜；又能散风热，祛风止痛，止痒，治风热头痛、目赤、咽肿等。

用法用量　内服：煎服，5～10克。散风热宜生用，余多制用。

使用注意　阴虚火旺者禁服。

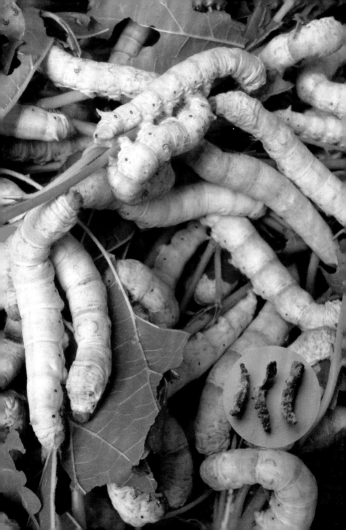

开窍药

KAI QIAO YAO

麝香

基　原　本品为鹿科动物林麝*Moschus berezovskii* Flerov、马麝*Moschus sifanicus* Przewalski或原麝*Moschus moschiferus* Linnaeus成熟雄体香囊中的干燥分泌物。

性味归经　辛，温。归心、脾经。

功　效　开窍醒神，活血通经，消肿止痛。

临床应用　闭证神昏；疮疡肿毒；血瘀经闭，癥瘕。

性能特点　本品辛温，气极香，走窜之性甚烈，通行十二经。本品能开窍醒神，内开心窍，外透毛窍，上通七窍，下启二窍，为醒神回苏之要药；可用于各种原因所致之闭证神昏。因病情危重，无论寒闭、热闭，皆可用之。

用法用量　内服：入丸、散用，0.03～0.1克。外用：适量。不宜入煎剂。

使用注意　孕妇禁用。

开窍药

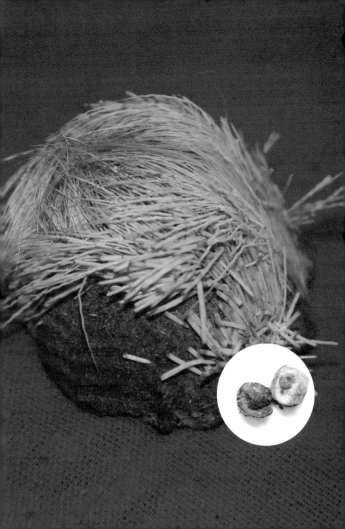

冰片

基　原　本品为龙脑香科植物龙脑香树脂的加工品，或龙脑香的树干经蒸馏冷却而得的结晶，称"龙脑冰片"，也称"梅片"。

性味归经　辛、苦，微寒。归心、脾、肺经。

功　效　开窍醒神，清热止痛。

临床应用　闭证神昏，惊厥；目赤肿痛；疮疡肿毒。

性能特点　本品辛香、味苦而性寒，能凉散郁火，清通诸经窍。对于热病神昏、痰浊蒙蔽清窍、脑卒中痰厥、气厥、中恶等神昏闭证，皆可用之，因性寒，故对于热闭最宜。本品外用能防腐生肌，消肿止痛，为五官科常用药。

用法用量　内服：入丸、散，0.15～0.3克。不宜入煎剂。外用：适量，研粉点敷患处。

使用注意　气血虚者忌服，孕妇慎服。

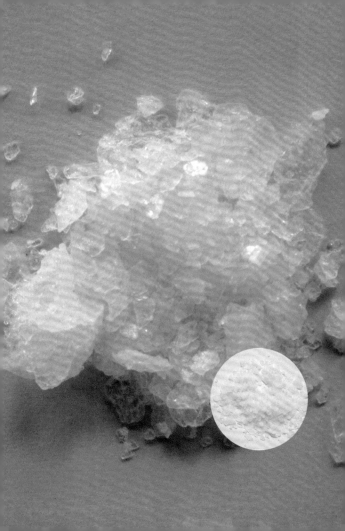

苏合香

基　　原　本品为金缕梅科植物苏合香树*Liquidambar orientalis* Mill.的树干渗出的香树脂经加工精制而成。

性味归经　辛，温。归心、脾经。

功　　效　开窍，辟秽，止痛。

临床应用　寒闭神昏；胸腹冷痛，满闷。

性能特点　本品辛香性温，有开窍醒神之效，作用与麝香相似而力稍逊，亦长于辛温开通诸经窍，凡寒凝、气滞、气结、血瘀、痰阻等所致诸窍之不利，经络之壅塞，甚或形成癥瘕积聚诸病，皆可用之。

用法用量　内服：入丸、散，0.3～1克。外用：适量，不宜入煎剂。

使用注意　阴虚多火者禁用。

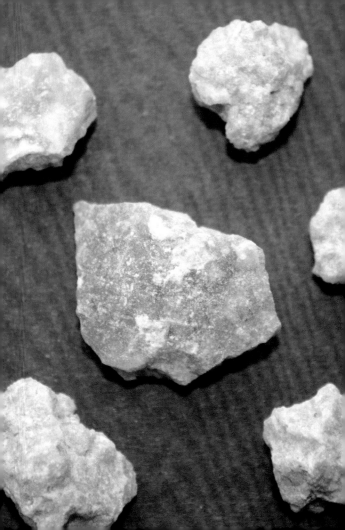

石菖蒲

SHI CHANG PU

基　原　本品为天南星科植物石菖蒲*Acorus tatarinowii Schott*的干燥根茎。

性味归经　辛、苦，温。归心、胃经。

功　效　开窍豁痰，醒神益智，化湿开胃。

临床应用　痰迷心窍，神志不清；健忘，失眠，心悸，眩晕；耳鸣。

性能特点　本品辛苦而性温，芳香而升散，功可开心窍，化脾湿。脾为生痰之源，化脾之痰湿为本，开清窍为标，本品对湿邪阻于中焦所致之证尤宜，又善于治疗痰浊蒙蔽心窍之神昏、失眠、健忘、癫痫等。

用法用量　内服：煎服，3～10克；鲜品加倍。

使用注意　阴虚阳亢，汗多、精滑者慎服。

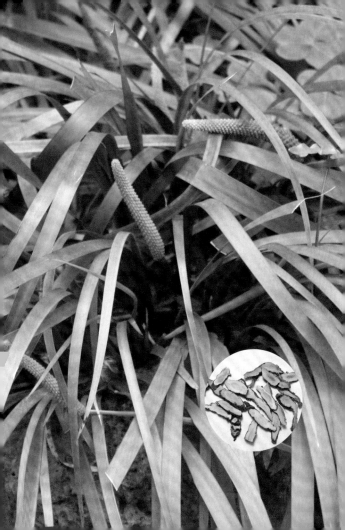

蟾酥

基　　原　本品为蟾蜍科动物中华大蟾蜍*Bufo bufo gargarizans* Cantor或黑眶蟾蜍*Bufo melanostictus* Schneider的干燥分泌物。

性味归经　辛，温；有毒。归心经。

功　　效　解毒，止痛，开窍醒神。

临床应用　痈疽疔疮，咽喉肿痛，牙痛；痧胀腹痛，神昏吐泻。

性能特点　本品辛温走窜，能辟秽化浊，开窍醒神，又辛温有毒；以毒攻毒，能解毒散结，消肿止痛，实为痈疽诸疮要药；此外，还可麻醉止痛。

用法用量　内服：0.015～0.03克，研细，多入丸、散用。外用：适量。

使用注意　内服不可过量；外用不可入目；孕妇慎用。

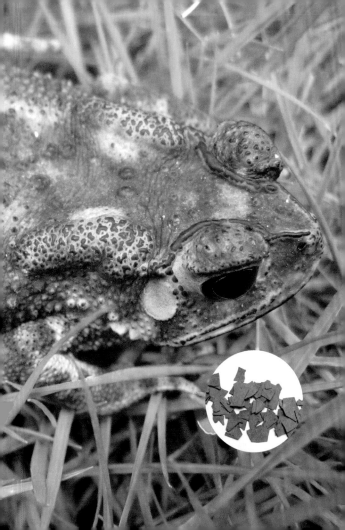

安息香

AN XI XIANG

基原　本品为安息香科植物白花树 *Styrax tonkinensis* (Pierre) Craib ex Hart.的干燥树脂。

性味归经　辛，苦，平。归心、脾经。

功效　开窍醒神，行气活血，止痛。

临床应用　寒闭神昏；心腹疼痛。

性能特点　本品辛香性平，有开窍醒神之效，故寒闭、热闭证皆宜；又善治痰湿秽浊蒙蔽心窍之闭证神昏；又能行气活血止痛，治疗气滞血瘀之证，尤以治疗气滞血瘀之心腹疼痛见长。

用法用量　内服：0.6～1.5克，多入丸、散服。

使用注意　凡气虚少食，阴虚多火者禁用。

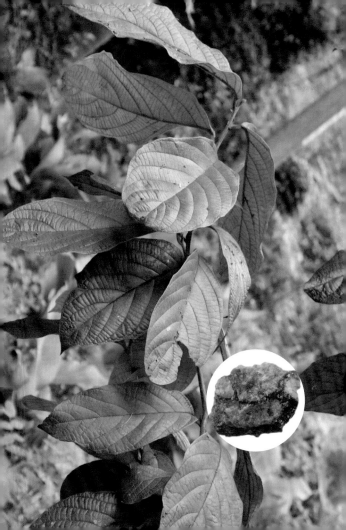

补虚药

BU XU YAO

补气药 补阳药 补血药 补阴药

人参

REN SHEN

基　原　本品为五加科植物人参 *Panax ginseng* C.A.Mey.的干燥根和根茎。

性味归经　甘、微苦，微温。归脾、肺、心、肾经。

功　效　大补元气，复脉固脱，补脾益肺，生津养血，安神益智。

临床应用　元气虚极欲脱证；脾肺气虚证；热病气虚津伤口渴及消渴；心悸，失眠。

性能特点　本品甘温，为大补元气之品，拯救危脱之要药；入脾、肺、心、肾经，故又补脾、肺、心、肾气；气足则津液充盈，故又能生津止渴；元气充则心气得养，心神得宁，心志得聪，故还能安神益智。

用法用量　内服：3～9克，另煎兑服；也可研粉吞服，每次2克，每日2次。一般认为生晒参药性平和，多用于气阴不足者；红参药性偏温，多用于阳气虚弱者。

使用注意　不宜与藜芦、五灵脂同用；实证、热证而正气不虚者忌服。

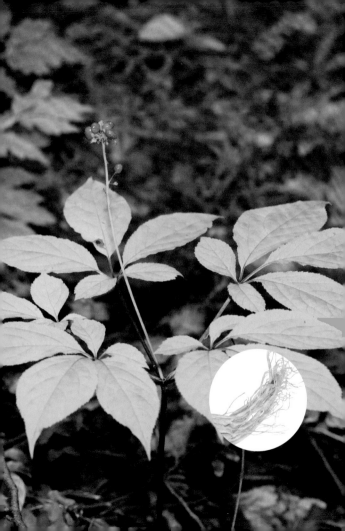

党参

基　原　本品为桔梗科植物党参 *Codonopsis pilosula*（Franch.）Nannf.、素花党参 *Codonopsis pilosula* Nannf. var. *modesta*（Nannf.）L. T. Shen或川党参 *Codonopsis tangshen* Oliv.的干燥根。

性味归经　甘，平。归脾、肺经。

功　效　健脾益肺，养血生津。

临床应用　脾肺气虚证；气津两伤证；气血两虚证。

性能特点　本品有类似人参而弱于人参的补脾益肺、生津功效，多用于治疗脾肺气虚证及气津两伤证；又能养血，可治气血双亏、面色萎黄、头晕心悸、体弱乏力。

用法用量　内服：煎服，9～30克。

使用注意　不宜与藜芦同用。

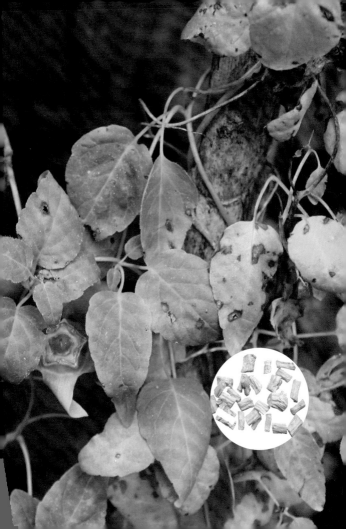

西洋参

基　　原　本品为五加科植物西洋参 *Panax quinquefolium* L.的干燥根。

性味归经　甘、微苦，凉。归心、肺、肾经。

功　　效　补气养阴，清热生津。

临床应用　气阴两虚证；热病气虚津伤口渴及消渴。

性能特点　本品能补气养阴，为治气阴两伤之良药；又能生津，尤善治气阴不足而火盛者，为清补佳品。

用法用量　内服：3～6克，另煎兑服。

使用注意　反藜芦。

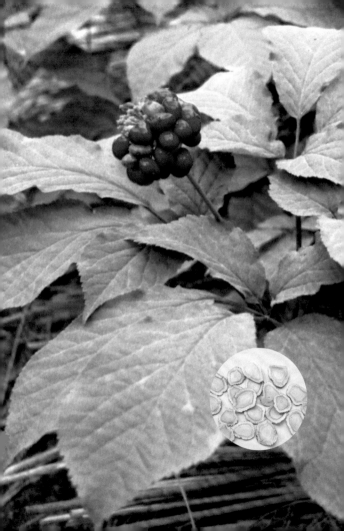

太子参

基　　原　本品为石竹科植物孩儿参 *Pseudostellaria heterophylla*（Miq.）Pax ex Pax et Hoffm.的干燥块根。

性味归经　甘、微苦，平。归脾、肺经。

功　　效　益气健脾，生津润肺。

临床应用　食少倦怠；心悸失眠，虚热汗多。

性能特点　本品功似西洋参而力弱，气阴不足之轻证、火不盛者多用，小儿常用。

用法用量　内服：煎服，9～30克。

使用注意　邪实而正气不虚者慎用。

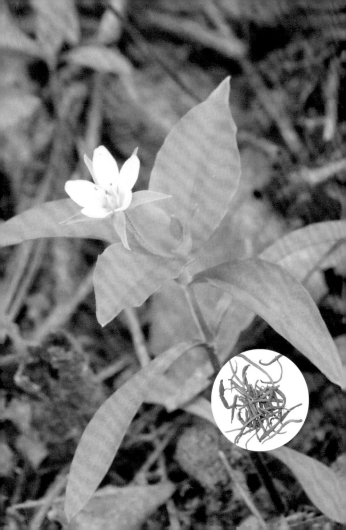

黄芪

基　原　本品为豆科植物蒙古黄芪 *Astragalus membranaceus*（Fisch.）Bge. var. *mongholicus*（Bge.）Hsiao 或膜荚黄芪 *Astragalus membranaceus*（Fisch.）Bge. 的干燥根。

性味归经　甘，微温。归肺、脾经。

功　效　补气升阳，固表止汗，利水消肿，生津养血，行滞通痹，托毒排脓，敛疮生肌。

临床应用　脾胃气虚及中气下陷诸证；肺气虚及表虚外感诸证；气虚浮肿；血虚证；消渴证。

性能特点　本品善补益脾肺之气，有"补气之长"之美称；又善升举阳气，常用于脾肺气虚诸证，而对脾阳不升、中气下陷，症见久泻脱肛、内脏下垂者尤为适宜。本品补气利水以退肿，尤为治疗气虚浮肿尿少之要药。

用法用量　内服：煎服，9～30克。一般认为，治气虚卫表不固、疮疡脓成不溃、溃后不敛者，多用生品。

使用注意　肾阴虚、湿热以及热毒炽盛者禁用。

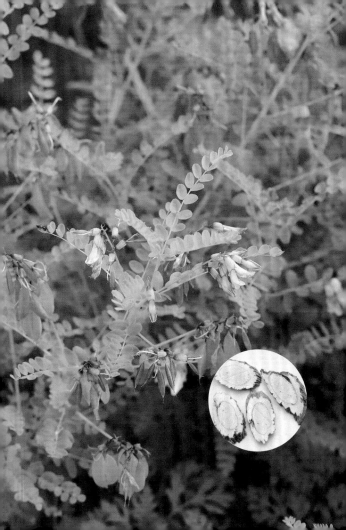

白术

基　原　本品为菊科植物白术 *Atractylodes macrocephala* Koidz.的干燥根茎。

性味归经　苦、甘，温。归脾、胃经。

功　效　健脾益气，燥湿利水，止汗，安胎。

临床应用　脾气虚证；痰饮，水肿；气虚自汗以及胎动不安等。

性能特点　本品甘温苦燥，功善补脾益气而燥湿，为健脾要药，多用于脾胃虚弱诸证；补气健脾又能燥湿利水，故可消痰饮、退水肿，而为治痰饮水肿之良药；且善补气健脾而固表止汗，而为治表虚自汗之常品。

用法用量　内服：煎服，6～12克。燥湿利水宜生用，补气健脾宜炒用，健脾止泻宜炒焦用。

使用注意　本品燥湿伤阴，阴虚内热、津液亏耗者忌用。

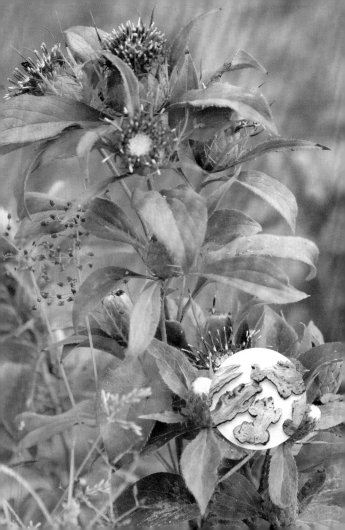

山药

基　原　本品为薯蓣科植物薯蓣 *Dioscorea opposita* Thunb. 的干燥根茎。

性味归经　甘，平。归脾、肺、肾经。

功　效　补脾养胃，生津益肺，补肾涩精。

临床应用　脾虚证；肺虚证；肾虚证以及消渴气阴两虚证等。

性能特点　本品甘平，既能补脾、肺、肾之气，又能滋脾、肺、肾之阴，兼能收涩止泻，涩精止带。无论脾气虚弱，脾（胃）阴不足，肺气虚衰、肺阴虚亏、肾虚不固，均可用之。

用法用量　内服：煎服，15～30克。麸炒可增强补脾止泻作用。

使用注意　湿盛中满或有实邪、积滞者禁服，有实邪者忌服。

502 | 503　中药学药物速认速查小红书　　　　　　　　　补虚药 → 补气药

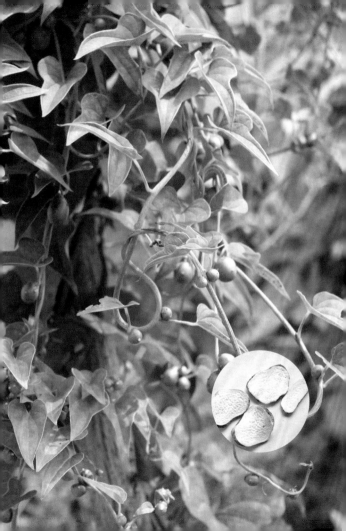

甘草

基　原　本品为豆科植物甘草 *Glycyrrhiza uralensis* Fisch.、胀果甘草 *Glycyrrhiza inflata* Bat.或光果甘草 *Glycyrrhiza glabra* L.的干燥根及根茎。

性味归经　甘，平。归心、肺、脾、胃经。

功　效　补脾益气，清热解毒，祛痰止咳，缓急止痛，调和诸药。

临床应用　心气不足的心动悸，脉结代；脾气虚证；痰多咳嗽。

性能特点　本品生用甘平、炙用甘温，具有补气、化痰、解毒、缓急、和药等作用，故应用广泛。本品用于治心气不足之心悸怔忡、脉结代，能补益心脾以复脉；还可用于治脾胃虚弱、中气不足。

用法用量　内服：煎服，2～10克。生用性偏凉，可清热解毒；蜜炙药性微温，并可增强补益心脾之气和润肺止咳作用。

使用注意　不宜与海藻、京大戟、红大戟、甘遂、芫花同用。本品有助湿壅气之弊，湿盛胀满、水肿者不宜用。

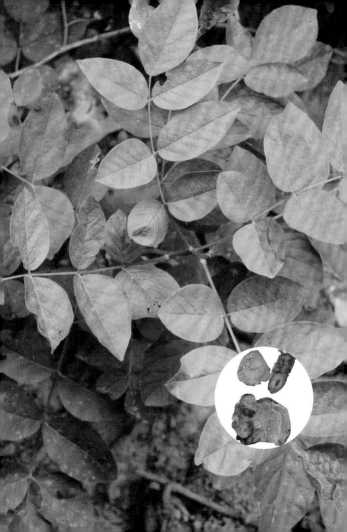

刺五加

基　原　本品为五加科植物刺五加 *Acanthopanax senticosus* (Rupr. et Maxim.) Harms的干燥根和根茎或茎。

性味归经　辛、微苦，温。归脾、肾、心经。

功　效　益气健脾，补肾安神。

临床应用　脾肺气虚证；肾虚证；心脾两虚证。

性能特点　本品能补脾气，益肺气，助肾气，安心神，可用于脾肺气虚、体倦乏力、食欲不振、久咳虚喘者。本品既能温助阳气，又可强筋健骨，还可用于肾中阳气不足，筋骨失于温养而见腰膝酸痛者。

用法用量　内服：煎服，9～27克。目前多作片剂、颗粒剂、口服液及注射剂使用。

使用注意　阴虚火旺者慎服。

补虚药 → 补气药

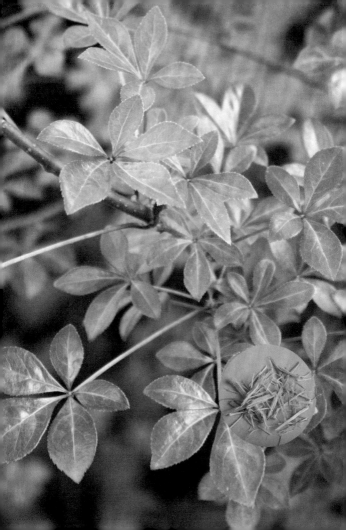

绞股蓝

JIAO GU LAN

基　原　本品为葫芦科植物绞股蓝 *Gynostemma pentaphllam*（Thunb.）Makino.的根茎或全草。

性味归经　甘、苦，寒。归脾、肺经。

功　效　益气健脾，化痰止咳，清热解毒。

临床应用　脾虚证；痰浊阻肺证；热毒。

性能特点　本品味甘入脾，能益气健脾，用于脾胃气虚、体倦乏力、纳食不佳者。因其性偏苦寒，兼能生津止渴，故用治脾胃气阴两伤之口渴、咽干、心烦者，较为适宜。本品还能益肺气，清肺热，又有化痰止咳之效。

用法用量　内服：煎服，15～30克；亦可泡服。

使用注意　少数患者服用后，出现恶心呕吐、腹胀腹泻（或便秘）、头晕、眼花、耳鸣等症状。

补虚药 → 补气药

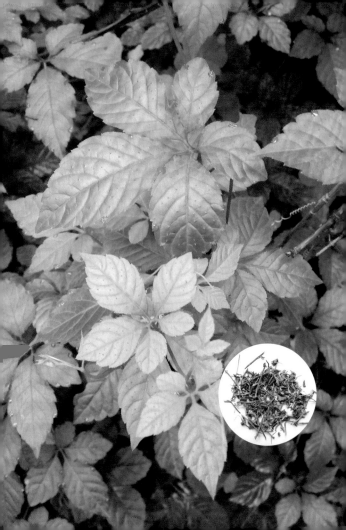

红景天

基　原　本品为景天科植物大花红景天*Rhodiola crenulata*（Hook. F. et Thoms）H. Ohba的干燥根和根茎。

性味归经　甘、苦，平。归肺、心经。

功　效　益气活血，通脉平喘。

临床应用　脾气虚证；肺热证；血瘀证。

性能特点　本品入心经，既能益气以行血，又具活血作用，善治气虚血瘀所致的胸痹心痛、脑卒中偏瘫等；入肺经，具清肺止咳之效，常用于治疗肺热咳嗽、咯血等；还能活血化瘀，治血瘀证。

用法用量　内服：煎服，3~6克。外用：适量。

使用注意　儿童、孕妇不宜食用，日常泡水不要跟其他物质一起泡，发烧咳嗽人群也不宜使用。

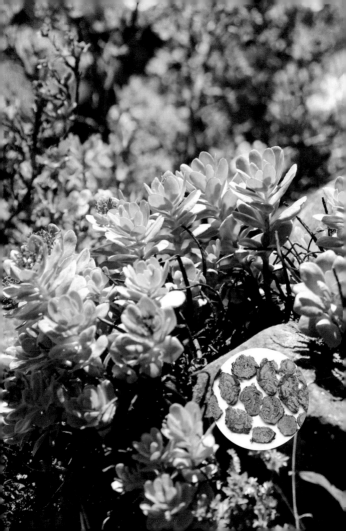

肉苁蓉

ROU CONG RONG

基　原　本品为列当科植物肉苁蓉*Cistanche deserticola* Y. C. Ma. 或管花肉苁蓉*Cistanche tubulosa*（Schrenk）Wight的干燥带鳞叶的肉质茎。

性味归经　甘、咸，温。归肾、大肠经。

功　效　补肾阳，益精血，润肠通便。

临床应用　肾阳不足，精血亏虚者；肠燥便秘。

性能特点　本品甘咸温质润，温而不燥，补而不腻，暖而不燥，滑而不泄，故有苁蓉（从容）之名。本品既补肾壮阳，又益精血，故可治肾阳不足，精血亏虚所致的阳痿不育、腰膝酸软、筋骨无力。

用法用量　内服：煎服，6～10克。

使用注意　阴虚火旺、实热积滞及大便泄泻者不宜服。

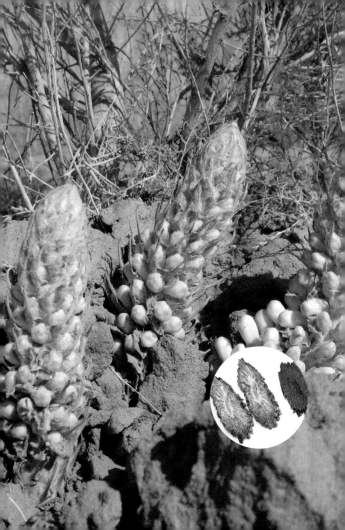

锁阳

基　原　本品为锁阳科植物锁阳 *Cynomorium songaricum* Rupr. 的肉质茎。

性味归经　甘，温。归肝、肾、大肠经。

功　效　补肾阳，益精血，润肠通便。

临床应用　肾阳不足，精血亏虚；肠燥便秘。

性能特点　本品甘温质润，能补肾阳，益精血，强筋骨，治肾阳虚衰之阳痿、不育及肝肾不足之腰膝酸软、筋骨无力；又能润肠通便，治肾阳不足，精血亏虚之肠燥便秘。

用法用量　内服：煎服，5～10克。

使用注意　阴虚阳亢、脾虚泄泻、实热便秘者均忌服。

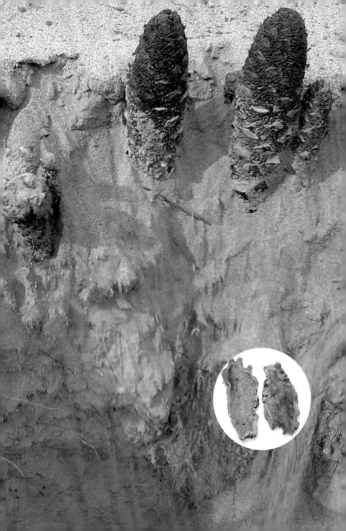

淫羊藿

基　原　本品为小檗科植物淫羊藿*Epimedium brevicornum* Maxim. 和箭叶淫羊藿*Epimedium sagittatum*（Sieb. et Zucc）Maxim. 或柔毛淫羊藿*Epimedium pubescens* Maxim. 或朝鲜淫羊藿*Epimedium koreanum* Nakai的干燥叶。

性味归经　辛、甘，温。归肝、肾经。

功　效　补肾阳，强筋骨，祛风湿。

临床应用　肾阳虚衰；肝肾不足或风湿久痹。

性能特点　本品甘温能温补肾阳，辛温可祛风除湿。本品既能内壮肾阳而强筋健骨，又能外散风湿而通痹止痛，多用于肾阳虚衰之阳痿遗精、筋骨痿软、风湿痹痛、麻木拘挛。

用法用量　内服：煎服，6～10克。

使用注意　阴虚火旺者不宜服。

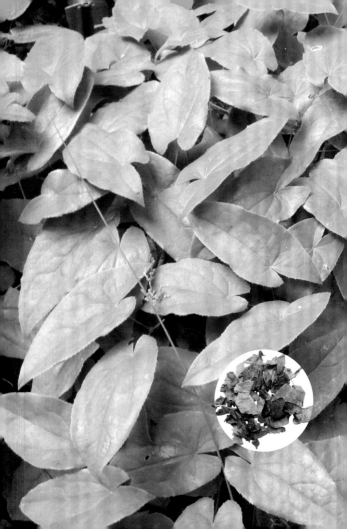

巴戟天

基　原　本品为茜草科植物巴戟天*Morinda officinalis How.* 的根。

性味归经　辛、甘，微温。归肾、肝经。

功　效　补肾阳，强筋骨，祛风湿。

临床应用　肾阳虚弱，精血不足；肝肾不足以及风湿久痹等。

性能特点　本品为补肾阳，益精血，强筋骨，祛风湿之常品，而以补肾阳、强筋骨为主，兼可祛风湿。本品主入下焦，多用于男子肾阳精血不足之阳痿不育，女子宫冷不育、月经不调、少腹冷痛等。

用法用量　内服：煎服，3～10克。

使用注意　阴虚火旺及有热者不宜服。

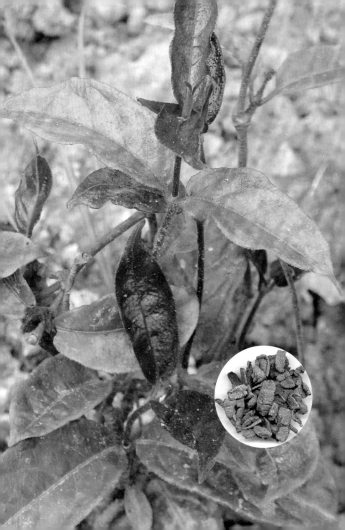

仙茅

基　原　本品为石蒜科植物仙茅*Curculigo orchioides* Gaertn. 的根茎。

性味归经　辛，热；有毒。归肾、肝、脾经。

功　效　补肾阳，强筋骨，祛寒湿。

临床应用　肾阳虚衰；风湿久痹。

性能特点　本品辛热燥烈，善补命门而兴阳道，能祛寒湿，强筋骨，可用于阳痿、筋骨痿软、腰膝冷痛及风湿久痹；又能温阳止泻，用于阳虚冷泻。但其药性燥烈，久服易致唇焦口燥，有伤阴之弊。

用法用量　内服：煎服，3～10克。

使用注意　阴虚火旺者忌服；本品燥烈有毒，不宜久服。

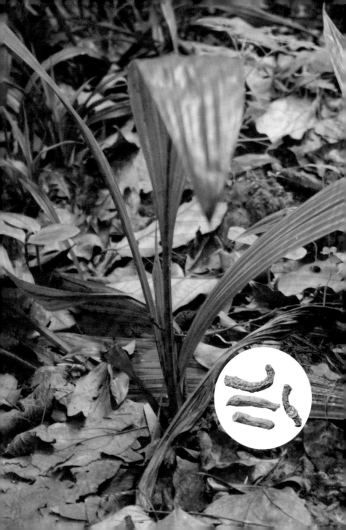

补骨脂

BU GU ZHI

基　原　本品为豆科植物补骨脂 *Psoralea corylifolia* L. 的成熟果实。

性味归经　苦、辛，温。归肾、脾经。

功　效　温肾助阳，纳气平喘，温脾止泻。

临床应用　肾阳不足；肾虚作喘；脾肾阳虚泄泻。

性能特点　本品辛温苦燥，既能温补肾阳，又能温脾止泻，且具收涩之性，为治脾肾阳虚下元不固之要药，用于肾阳不足，命门火衰之腰膝冷痛、阳痿、遗精、尿频遗尿，还能温补脾肾而止泻，多用于脾肾阳虚之五更泄泻。

用法用量　内服：煎服，6～10克。外用：20%～30% 酊剂涂患处。

使用注意　阴虚火旺及大便秘结者忌服。

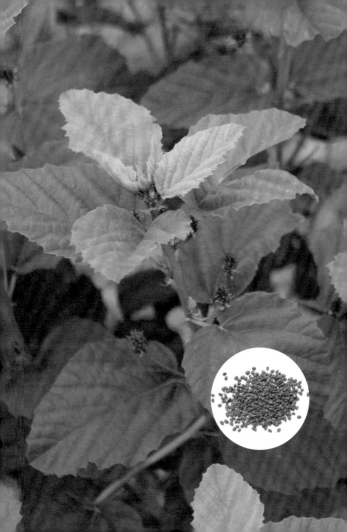

益智仁

基 原 本品为姜科植物益智*Alpinia oxyphylla* Miq. 的成熟果实。

性味归经 辛，温。归脾、肾经。

功 效 暖肾固精缩尿，温脾止泻摄唾。

临床应用 肾气不固；泄泻，多唾涎。

性能特点 本品辛温气香，善温脾肾而兼收涩之性，为温脾止泻摄唾，暖肾固精缩尿之常用药；尤以脾肾虚寒、口多唾涎为必用，盖脾主涎、肾主唾，脾肾虚寒得除，则唾涎自然可摄。

用法用量 内服：煎服，3～10克。

使用注意 阴虚火旺及大便秘结者忌服。

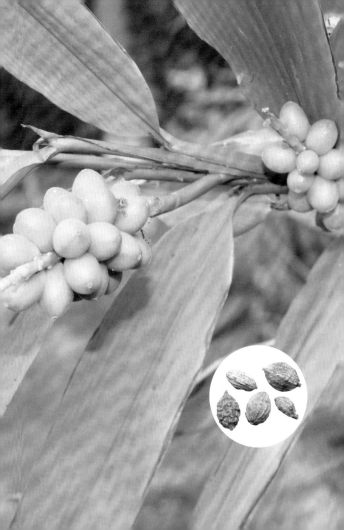

杜仲

基　原　本品为杜仲科植物杜仲*Eucommia ulmoides* Oliv. 的树皮。

性味归经　甘，温。归肝、肾经。

功　效　补肝肾，强筋骨，安胎。

临床应用　腰膝酸痛，筋骨无力；妊娠漏血以及胎动不安等。

性能特点　本品善补肝肾，肝充则筋健，肾充则骨强，故为治肾虚腰痛要药；又能补益肝肾，调理冲任，固经安胎，用于肝肾不足、冲任不固、妊娠漏血、胎动不安。

用法用量　内服：煎服，6～10克。

使用注意　阴虚火旺者慎用。

补虚药 → 补阳药

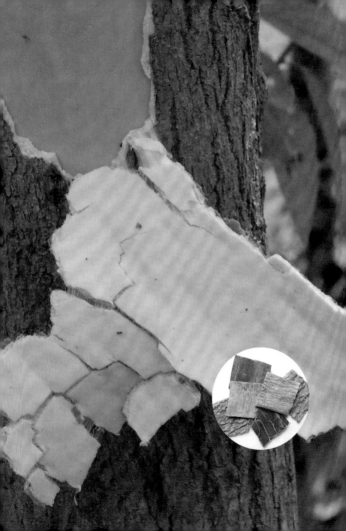

续断

基　原　本品为川续断科植物川续断 *Dipsacus asperoides* C. Y. Cheng et T. M. Ai. 的干燥根。

性味归经　苦、甘、辛，微温。归肝、肾经。

功　效　补肝肾，强筋骨，续折伤，止崩漏。

临床应用　腰膝酸软，风湿痹痛；跌仆损伤；胎漏。

性能特点　本品温以助阳，补益肝肾，强筋健骨，用于肝肾不足所致的腰膝酸软，或兼感风寒湿之风湿痹痛；其辛以行散，温以通脉，能通行血脉，续折伤，为骨伤科要药；又能补益肝肾，调理冲任，固经安胎。

用法用量　内服：煎服，9~15克。

使用注意　初痢勿用，怒气郁者禁用。

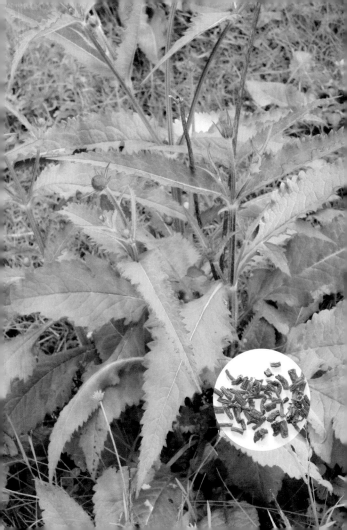

菟丝子

基　原　本品为旋花科植物南方菟丝子 *Cuscut aaustralis* R. Br.或菟丝子 *Cuscuta chinensis* Lam. 的成熟种子。

性味归经　辛、甘，平。归肾、肝、脾经。

功　效　补益肝肾，固精缩尿，安胎，明目，止泻。

临床应用　腰膝酸软，阳痿遗精；胎动不安以及目暗耳鸣等。

性能特点　本品甘温，既能补肾阳，又能益阴精，不燥不滞，为平补肝、肾、脾三经之良药。且本品有固精、缩尿、止泻、明目、安胎等作用，适用于肾虚之腰痛、阳痿、遗精、尿频、带下。

用法用量　内服：煎服，6～12克。外用：适量。

使用注意　阴虚火旺、大便燥结、小便短赤者不宜服。

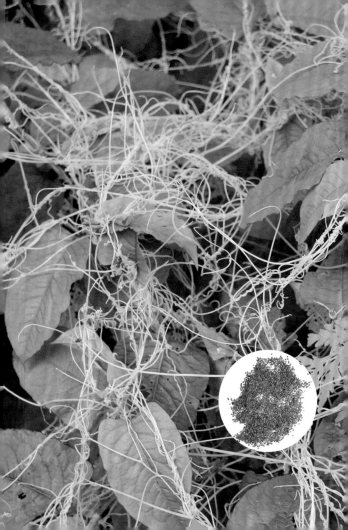

蛤蚧

基　原　　本品为壁虎科动物蛤蚧 *Gekko gecko* Linnaeus. 除去内脏的干燥体。

性味归经　咸，平。归肺、肾经。

功　效　补肺益肾，纳气平喘，助阳益精。

临床应用　肺肾虚喘；阳痿，遗精。

性能特点　本品为血肉有情之品，平而偏温，温养肺肾，咸以益精血。本品入肺，补肺气，定喘咳，尤宜于肺肾两虚、肾不纳气、久咳虚喘；亦可用于肾阳不足，精血亏虚之阳痿、遗精。

用法用量　内服：多入丸、散或酒剂，3~6克。

使用注意　外感风寒喘嗽及阳虚火旺者禁服。

补虚药 → 补阳药

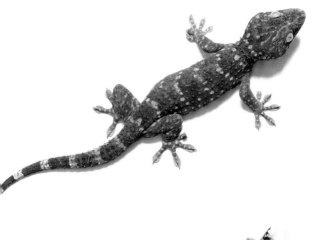
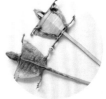

核桃仁

基　原　本品为胡桃科植物胡桃 *Juglans regia* L. 的干燥成熟种子。

性味归经　甘，温。归肾、肺、大肠经。

功　效　补肾，温肺，润肠。

临床应用　腰膝酸软，阳痿遗精；虚寒喘嗽以及肠燥便秘等。

性能特点　本品甘温质润，入肾、肺经，能补肾固精，用于肾阳不足、腰膝酸软、阳痿遗精；又补肾纳气，温肺定喘，用于肺肾不足，肾不纳气所致的虚寒喘嗽。其甘润富含油脂，尚具有润肠通便的作用。

用法用量　内服：煎服，6～9克。

使用注意　阴虚火旺、痰热咳嗽及便溏者不宜用。

补虚药 → 补阳药

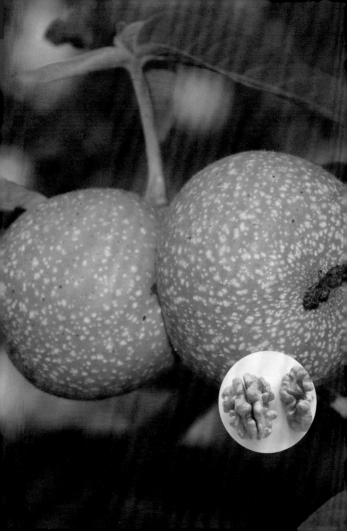

冬虫夏草

DONG CHONG
XIA CAO

基　原　本品为麦角菌科植物冬虫夏草菌*Cordyceps sinensis*（Berk.）Sacc. 寄生在蝙蝠蛾科昆虫幼虫上的子座及幼虫的尸体的复合体。

性味归经　甘，平。归肾、肺经。

功　效　补肾益肺，止血化痰。

临床应用　阳痿遗精，腰膝酸痛；久咳虚喘以及劳嗽咯血等。

性能特点　本品功善补肾阳，益精血，补肺气，益肺阴，兼能止血化痰，为平补肺肾之品。本品既可用治肾虚精亏之腰痛、阳痿等，又善治肺肾两虚之虚喘或劳嗽痰血，且可用于病后体虚、自汗畏寒等。

用法用量　内服：煎服，3~9克。

使用注意　阴虚火旺者不宜单独使用。

补虚药 → 补阳药

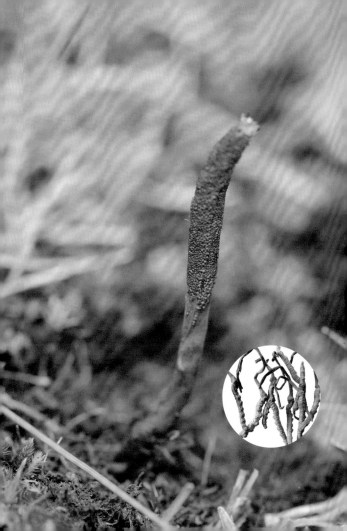

海马

基　原　本品为海龙科动物线纹海马*Hippocampus kelloggi* Jordan et Snyder、刺海马*Hippocampus histrix* Kaup、大海马*Hippocampus kuda* Bleeker、三斑海马 *Hippocampus trimaculatus* Leach或小海马（海蛆） *Hippocampus japonicus* Kaup的干燥体。

性味归经　甘、咸，温。归肝、肾经。

功　效　温肾壮阳，散结消肿。

临床应用　阳痿，遗尿；肾虚作喘；癥瘕积聚，跌仆损伤；疮疡痈肿。

性能特点　本品功善补肾壮阳，为治肾虚阳痿之佳品；又治虚喘及遗尿，有补肾而纳气平喘、缩尿之效；且能活血散结，消肿止痛，治癥瘕积聚及跌仆损伤等证。

用法用量　内服：煎服，3～9克。外用：适量，研末撒敷患处。

使用注意　阴虚火旺者忌服。

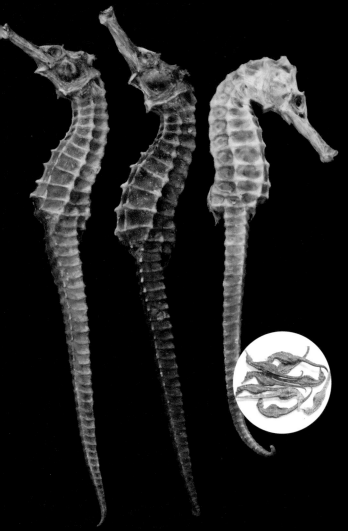

韭菜子

基　原　本品为百合科植物韭菜 *Allium tuberosum* Rottl. ex Spreng 的干燥成熟种子。

性味归经　辛、甘，温。归肝、肾经。

功　效　温补肝肾，壮阳固精。

临床应用　腰膝酸痛；阳痿遗精，遗尿尿频以及白浊带下等。

性能特点　本品补肾壮阳，兼有收涩之性而能固精止遗，缩尿止带，故可用治肾阳虚衰，下元虚冷之阳痿不举、遗精遗尿、白浊带下之证；又温补肝肾，强壮筋骨，可用治肝肾亏虚、腰膝酸痛。

用法用量　内服：煎服，3~9克。

使用注意　阴虚火旺者忌用。

补虚药 → 补阳药

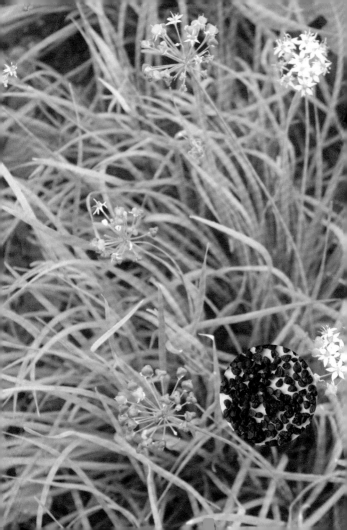

当归

基 原 本品为伞形科植物当归 *Angellica sinensis* （ Oliv ） Diels. 的根。

性味归经 甘、辛，温。归肝、心、脾经。

功 效 补血活血，调经止痛，润肠通便。

临床应用 血虚诸证；月经不调；虚寒腹痛；痈疽疮疡；肠燥便秘。

性能特点 本品具有良好的补血、活血、止痛作用。其味甘而重，故专能补血，其气轻而辛，故又能行血，补中有动，行中有补，诚血中之气药，亦血中之圣药也，适用于血虚诸证。

用法用量 内服：煎服，6～12克。酒炒可增强活血通经之力。

使用注意 湿盛中阻、肺热痰火、阴虚阳亢者不宜应用；又因润燥滑肠，大便泄泻者忌服。

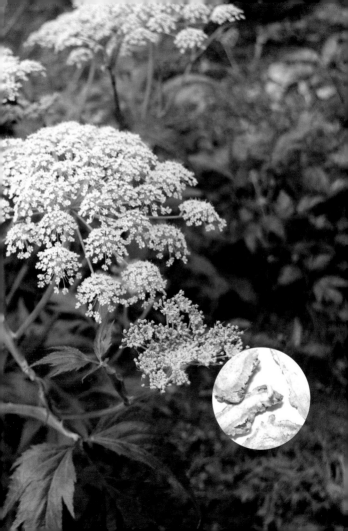

何首乌

基　原　本品为蓼科植物何首乌 *Polygonum multiflorum* Thunb. 的块根。

性味归经　苦、甘、涩，微温。归肝、心、肾经。

功　效　何首乌，解毒，消痈，截疟，润肠通便。制何首乌，补肝肾，益精血，乌须发，强筋骨。

临床应用　血虚诸证；精血亏虚诸证；久疟不止以及疮痈等。

性能特点　本品制用，长于补肝肾，益精血，且微温不燥，补而不腻，实为滋补之良药，尤善乌须发。本品常用于治血虚萎黄及肝肾不足、精血亏虚、眩晕耳鸣、须发早白、腰膝酸软、肢体麻木、崩漏带下等证。

用法用量　何首乌，内服：煎服，3～6克。制何首乌，内服：煎服，6～12克。

使用注意　何首乌，大便溏薄者忌用；制何首乌，痰湿壅盛者慎用。

544 I 545　　中药学药物速认速查小红书　　　　　　　　　补虚药 → 补血药

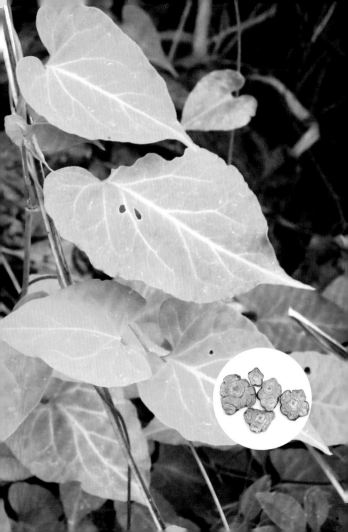

白芍

基　原　本品为毛茛科植物芍药 *Paeonia lactiflora Pall.* 的根。

性味归经　苦、酸，微寒。归肝、脾经。

功　效　养血调经，敛阴止汗，柔肝止痛以及平抑肝阳等。

临床应用　血虚证及月经不调；自汗，盗汗；胁痛，腹痛；肝阳上亢。

性能特点　本品能养血敛阴调经止痛，尤宜于血虚萎黄、月经不调；其味酸收敛，敛阴而止汗，为止汗之佳品；"肝为刚脏"，体阴而用阳，依赖阴血滋养而柔和，其能补肝血，敛肝阴，能柔肝止痛，平抑肝阳。

用法用量　内服：煎服，6～15克。

使用注意　反藜芦。

补虚药 → 补血药

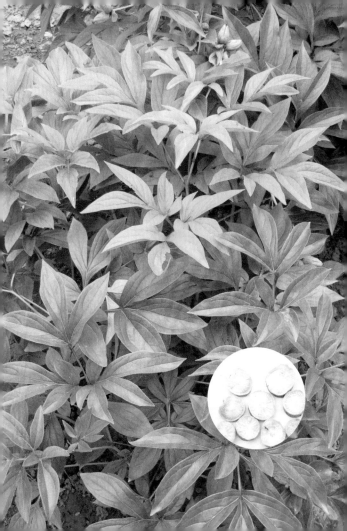

龙眼肉

LONG YAN ROU

基　原　本品为无患子科植物龙眼*Dimocarpus longan* Lour. 的假种皮。

性味归经　甘，温。归心、脾经。

功　效　补益心脾，养血安神。

临床应用　气血不足，心悸怔忡，健忘失眠以及血虚萎黄等。

性能特点　本品能补益心脾，养血安神，既不滋腻，又不壅滞，为药食两用之滋补佳品，适用于思虑过度、劳伤心脾所致的气血不足、心悸怔忡、健忘失眠、血虚萎黄之证。

用法用量　内服：煎服，9～15克。

使用注意　内有郁火、痰饮气滞、湿阻中满者忌服。

补虚药 → 补血药

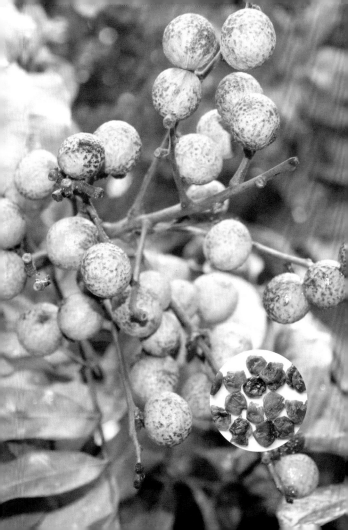

北沙参

BEI SHA SHEN

基　原　本品为伞形科植物珊瑚菜 *Glehnia littoralis* Fr. Schmidt. ex Miq. 的根。

性味归经　甘、微苦，微寒。归肺、胃经。

功　效　养阴清肺，益胃生津。

临床应用　肺阴虚证；胃阴虚证。

性能特点　本品既能养肺胃之阴，又能清肺胃之热，为治疗肺阴虚或有燥热之干咳少痰及胃阴虚或热伤胃阴、津液不足之口渴咽干等证之良药，还属于食疗药膳之清补佳品。

用法用量　内服：煎服，5～12克。

使用注意　反藜芦。

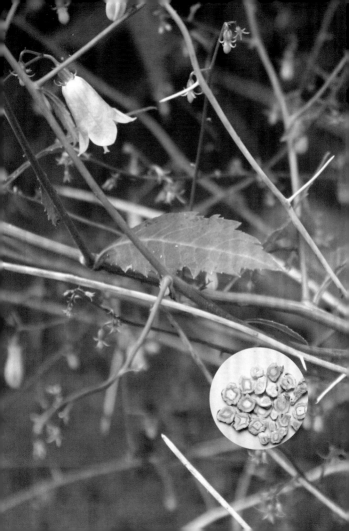

玉竹

基　原　本品为百合科植物玉竹*Polygonatum odoratum*（Mill.）Druce的根茎。

性味归经　甘，微寒。归肺、胃经。

功　效　养阴润燥，生津止渴。

临床应用　肺阴虚证；胃阴虚证。

性能特点　本品甘微寒质润。养肺胃之阴而不滋腻，清热而不甚寒凉，为治肺胃阴虚之燥咳、烦热口渴等的缓和清润之品；又治阴虚外感，与解表药同用，有"养阴而不恋邪"的特点。

用法用量　内服：煎服，6～12克。

使用注意　痰湿气滞者禁服，脾虚便溏者慎服。

补虚药 → 补阴药

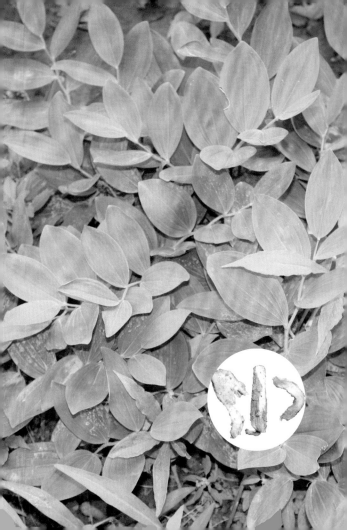

黄精

基 原 本品为百合科植物滇黄精*Polygonatum kingianum* Coll. et Hemsl.、黄精*Polygonatum sibiricum* Red. 或多花黄精*Polygonatum cyrtonema* Hua的根茎。

性味归经 甘，平。归脾、肺、肾经。

功 效 补气养阴，健脾，润肺，益肾。

临床应用 肺阴虚证；脾胃虚弱证；肾精亏虚证。

性能特点 本品甘平质滋润，既能滋肾阴，润肺燥，又能补脾阴，益脾气。本品治阴虚燥咳、劳嗽久咳，用之能滋肾阴、润肺燥而止咳；治脾胃虚弱之证，能补气而益阴；治肾精亏虚、腰膝酸软、头晕之证，用之能补肾而益精。

用法用量 内服：煎服，9～15克。亦可熬膏或入丸、散。

使用注意 痰湿壅滞、中寒便溏、气滞腹胀者不宜服用。

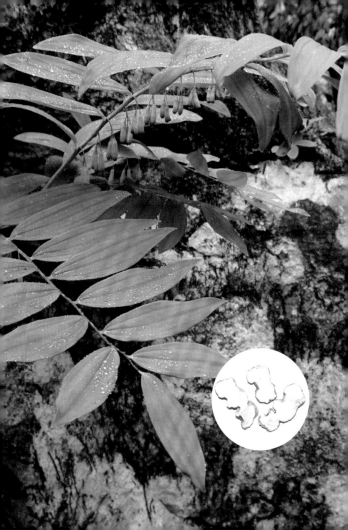

石斛

基原 本品为兰科植物金钗石斛*Dendrobium nobile* Lindl.、鼓槌石斛*Dendrobium chrysotoxum* Lindl. 或流苏石斛*Dendrobium fimbriatum* Hook. 的栽培品及其同属植物近似种的新鲜或干燥茎。

性味归经 甘，微寒。归胃、肾经。

功效 益胃生津，滋阴清热。

临床应用 胃阴虚证；肾阴虚证。

性能特点 本品甘而微寒，质滋润，功善养胃阴，生津液，退虚热。鲜品作用强，为治疗胃阴不足之佳品，兼虚热证尤宜。本品还能滋润而养肝明目，强筋骨，常用治疗肾虚目暗、视力减退，或腰膝软弱之证。

用法用量 内服：6～12克，鲜品15～30克。干品入汤剂，宜先煎。

使用注意 湿温病无化燥伤津者不宜用；脾胃虚寒，苔厚腻，便溏者也不宜用。

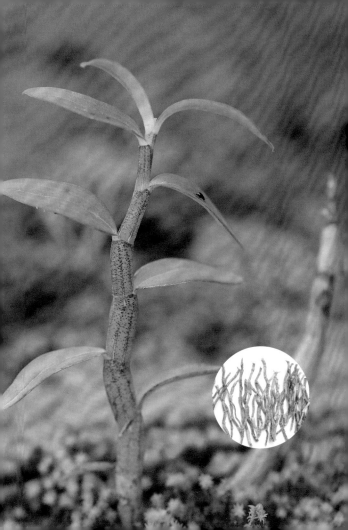

麦冬

基　原　本品为百合科植物麦冬 *Ophiopogon japonicus*（Thunb.）Ker-Gawl. 的块根。

性味归经　甘、微苦，微寒。归心、肺、胃经。

功　效　养阴生津，润肺清心。

临床应用　胃阴虚证；肺阴虚证；心阴虚证。

性能特点　本品质地滋润，既能养肺胃之阴而生津润燥，又能清心而除烦热；对心、肺、胃经，无论是阴虚内热，或温病热邪伤及其阴所致之证，皆为常用要药，尤以养胃阴、生津液之功为佳。

用法用量　内服：煎服，6～12克；或入丸、散。

使用注意　凡脾胃虚寒泄泻，胃有痰饮湿浊及暴感风寒咳嗽者均忌服。

558 | 559　中药学药物速认速查小红书

补虚药 → 补阴药

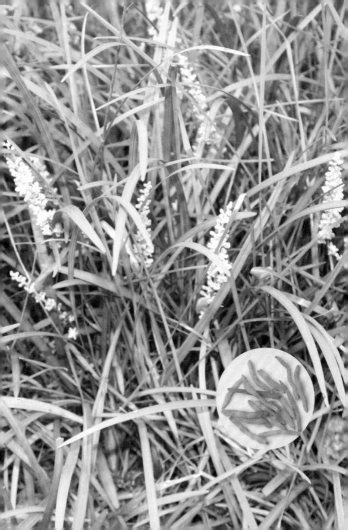

天冬

基 原 本品为百合科植物天冬 *Asparagus cochinchinensis*（Lour.）Merr. 的块根。

性味归经 甘、苦，寒。归肺、肾经。

功 效 养阴润燥，清肺生津。

临床应用 肺阴虚证；肾阴虚证。

性能特点 本品质润，能清热养阴生津，润肺滋肾润肠，为治肺、肾阴虚有热之证的良品。劳热咳嗽、咯血吐血，肾阴不足、阴虚火旺之潮热盗汗、遗精或内热消渴，热伤津液之肠燥便秘等，皆可用之。

用法用量 内服：煎服，6～12克。

使用注意 脾虚便溏、虚寒泄泻者忌用。

补虚药 → 补阴药

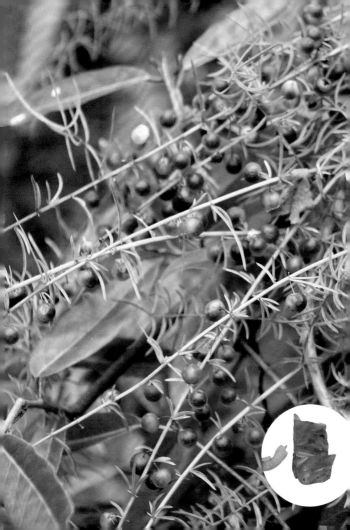

枸杞子

基　　原　本品为茄科植物宁夏枸杞 *Lycium barbarum* L. 的成熟果实。

性味归经　甘，平。归肝、肾经。

功　　效　滋补肝肾，益精明目。

临床应用　肝肾亏虚证；阴虚劳嗽。

性能特点　本品甘平质滋润，为滋补肝肾，养血补精，明目之良药。本品善治肝肾不足之头晕目眩、腰膝酸软、视力减退、遗精及消渴等证；且能滋阴润肺而止咳，用治肺肾阴虚之虚劳咳嗽。

用法用量　内服：煎服，6～12克；熬膏、浸酒或入丸、散。

使用注意　脾虚便溏者忌用。

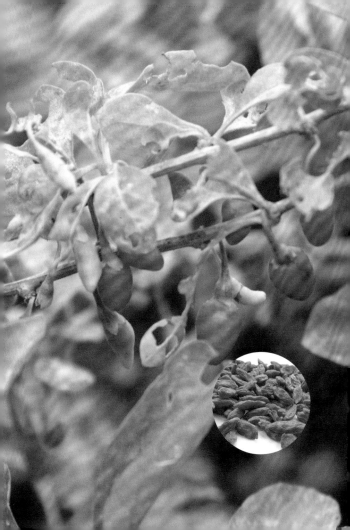

桑椹

基　　原　本品为桑科植物桑*Morus alba* L. 的果穗。

性味归经　甘、酸，寒。归心、肝、肾经。

功　　效　滋阴补血，生津润燥。

临床应用　肝肾阴虚证；津伤口渴、消渴以及肠燥便秘等。

性能特点　本品甘寒质润，入肝、肾经，既能滋阴补血，又能生津止渴，润肠通便，用治阴血亏虚之眩晕、目暗耳鸣、须发早白、肠燥便秘及津伤口渴、消渴等证。

用法用量　内服：煎服，9～15克；熬膏，浸酒，入丸、散，或生用。

使用注意　脾胃虚寒作泄者勿服。

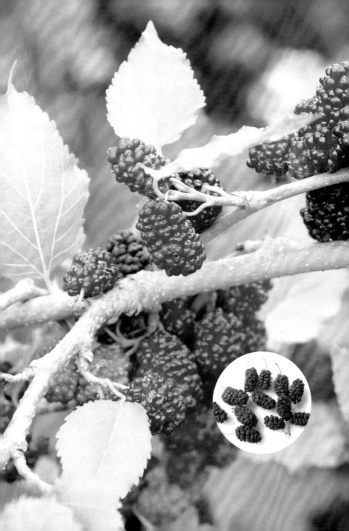

黑芝麻

HEI ZHI MA

基　原　本品为脂麻科植物脂麻 *Sesamum indicum* L. 的成熟种子。

性味归经　甘，平。归肝、肾、大肠经。

功　效　补肝肾，益精血，润肠燥。

临床应用　精血亏虚证；肠燥便秘。

性能特点　本品甘平，补肝肾，益精血，有乌发明目之功，故常用于肝肾不足，精血亏虚引起的须发早白、腰膝酸软、头晕耳鸣及视物昏花、目暗不明。且本品药性平和，味香可口，为食疗佳品。

用法用量　内服：煎服，9～15克；或入丸、散剂。外用：适量，捣敷或煎水洗浴。内服宜炒熟用。

使用注意　脾虚大便溏泻者忌用。

补虚药 → 补阴药

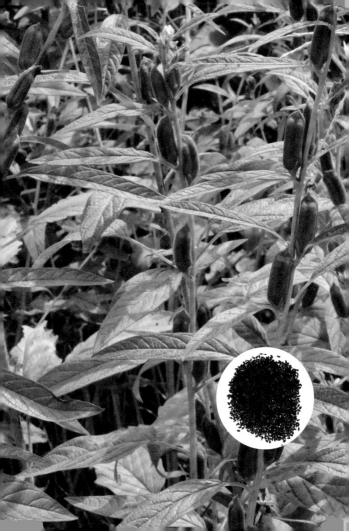

墨旱莲

基　原 本品为菊科植物鳢肠*Eclipta prostrata* L. 的地上部分。

性味归经 甘、酸，寒。归肾、肝经。

功　效 滋补肝肾，凉血止血。

临床应用 肝肾阴虚证；出血证。

性能特点 本品甘酸滋润，长于滋补肝肾之阴，常用于肝肾阴虚所致头晕目眩、视物昏花、须发早白、腰膝酸软等；甘寒能凉血止血，故又可用治阴虚火旺，血热妄行的多种出血证。

用法用量 内服：6～12克，熬膏，捣汁或入丸、散。外用：研末撒或捣汁滴鼻，适量。

使用注意 脾肾虚寒者忌服。胃弱便溏、肾气虚寒者禁用。

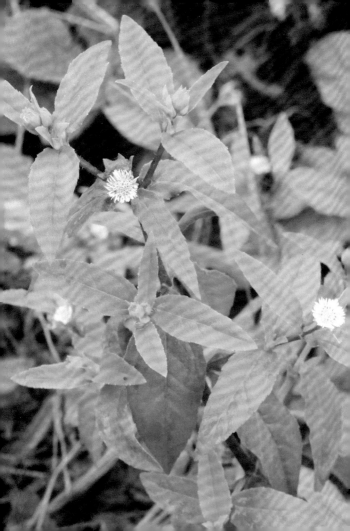

女贞子

基　原　本品为木犀科植物女贞*Ligustrum lucidum* Ait. 的成熟果实。

性味归经　甘、苦，凉。归肝、肾经。

功　效　滋补肝肾，乌须明目。

临床应用　肝肾阴虚证。

性能特点　本品甘苦性凉质润，药性缓和，能补肝肾，乌须发，可常用于久病虚损，肝肾阴虚之目暗不明、须发早白及阴虚发热等证，有标本兼治之功。

用法用量　内服：煎服，6～12克；或入丸、散。外用：熬膏点眼。

使用注意　脾胃虚寒泄泻及阳虚者忌服。

补虚药 → 补阴药

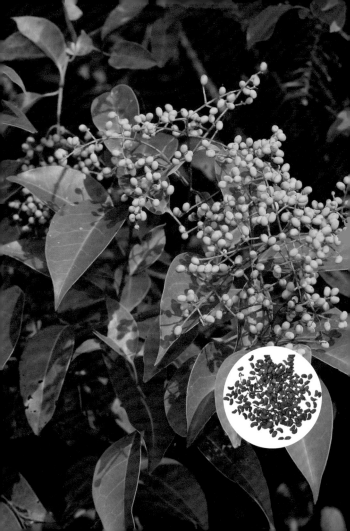

龟甲

基　原　为龟科动物乌龟*Chinemys reevesii*（Gray）的腹甲及背甲。

性味归经　咸、甘，微寒。归肝、肾、心经。

功　效　滋阴潜阳，益肾健骨，养血补心以及固精止崩等。

临床应用　肝肾阴虚证；肝虚筋骨痿弱；惊悸、失眠、健忘。

性能特点　本品为滋阴益肾，养血补心之佳品。治阴虚内热，用之能滋补肝肾而退虚热；治热病伤阴、虚风内动，用之能滋肾阴，潜降肝阳而息风；治肾虚骨痿、小儿囟门不合，用之能益肾滋阴养血而强壮筋骨。

用法用量　内服：煎服，9～24克，入汤剂宜打碎先煎。外用：适量，烧灰研末敷。

使用注意　孕妇及胃有寒湿者不宜用。

补虚药 → 补阴药

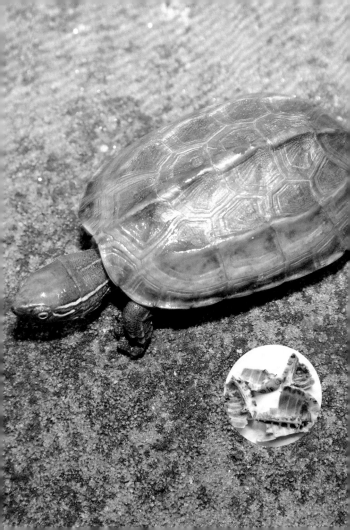

收涩药

SHOU SE YAO

固表止汗药　敛肺涩肠药　固精缩尿止带药

麻黄根

基　原　本品为麻黄科植物草麻黄*Ephedra sinica* Stapf. 或中麻黄*Ephedra intermedia* Schrenk et C. A. Mey. 的根及根茎。

性味归经　甘、涩，平。归心、肺经。

功　效　固表止汗。

临床应用　止汗、盗汗。

性能特点　本品甘平而涩，入肺经。善行肌表，实卫气，固腠理，闭毛窍，为敛肺固表止汗之要药，可内服、外用疗各种虚汗。

用法用量　内服：煎服，3~9克。外用：适量。

使用注意　有表邪者忌用。

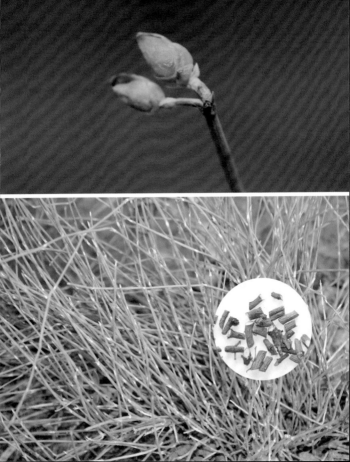

浮小麦

基　　原　本品为禾本科植物小麦*Triticum aestivum* L. 未成熟的颖果。

性味归经　甘，凉。归心经。

功　　效　固表止汗，益气，除热。

临床应用　自汗，盗汗；骨蒸劳热。

性能特点　本品甘凉，入心经，轻浮走表，为作用温和的止汗药，可养心敛液，固表止汗，自汗、盗汗均可应用；又益气阴，除虚热，可用治阴虚发热、骨蒸劳热之证。

用法用量　内服：煎服，15～30克；研末服，3～5克。

使用注意　表邪汗出者忌用。

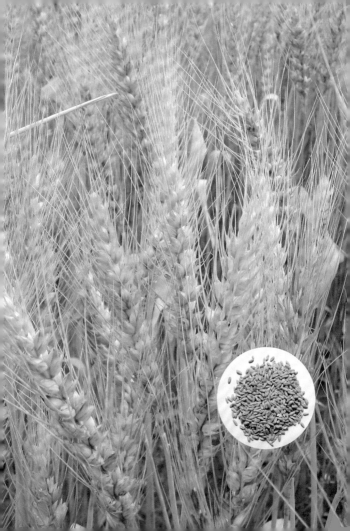

糯稻根须

基　　原　本品为禾本科植物糯稻*Oryza sativa* L. var. *glutinosa* Matsum.的干燥根状茎及须根。

性味归经　甘，平。归心、肝经。

功　　效　固表止汗，益胃生津，退虚热。

临床应用　自汗，盗汗；退虚热，骨蒸潮热。

性能特点　本品甘平质轻，既固表止汗，又益胃生津，用于各种虚汗兼有口渴者；尚有缓和的退虚热作用。

用法用量　内服：煎服，15～30克。

使用注意　实热里证汗出、虚脱汗出者忌用。

收涩药 → 固表止汗药

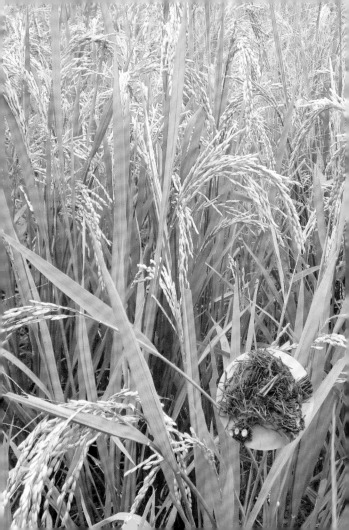

五味子

WU WEI ZI

基　原　本品为木兰科植物五味子 *Schisandra chinensis*（Turcz.）Baill.的成熟果实。

性味归经　酸、甘，温。归肺、心、肾经。

功　效　收敛固涩，益气生津，补肾宁心。

临床应用　久咳虚喘；自汗盗汗；遗精滑精以及津伤口渴等。

性能特点　本品味酸收敛，味甘补益，为涩、补兼备之品。本品能上敛肺气而止咳，下滋肾阴而涩精，外可敛肺止汗，内能涩肠止泻，凡肺肾两虚、精气耗伤之证均可应用；甘能益气，酸可生津，故又具有益气生津之功。

用法用量　内服：煎服，3～6克；研末服，1～3克。

使用注意　凡表邪未解、内有实热、咳嗽初起、麻疹初期者均不宜用；内服剂量不宜过大。

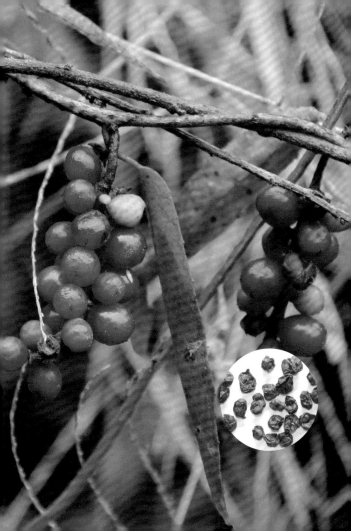

乌梅

基　原　本品为蔷薇科植物梅*Prunus mume*（Sieb.）Sieb. et Zucc. 的近成熟果实。

性味归经　酸、涩，平。归肝、脾、肺、大肠经。

功　效　敛肺，涩肠，生津，安蛔。

临床应用　肺虚久咳；久泻久痢；蛔厥腹痛以及虚热消渴等。

性能特点　本品酸涩之味浓厚，药性平和。善敛肺涩肠，肺虚久咳、久泻久痢均可选用；且味极酸，善生津止渴，用治虚热消渴；因"蛔虫得酸则静"，又为安蛔止痛之良药，用治蛔厥证。

用法用量　内服：煎服，6～12克，大剂量可用至30克。外用：适量，捣烂或炒炭研末外敷。止泻止血宜炒炭用。

使用注意　外有表邪或内有实热积滞者均不宜服。

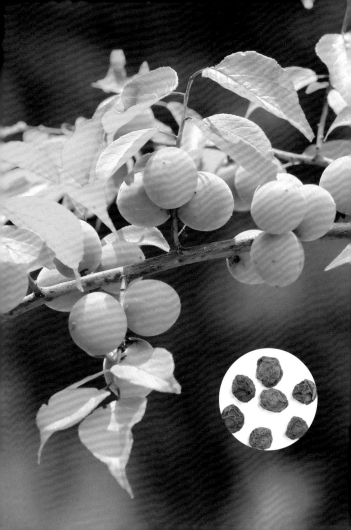

五倍子

基　　原　本品为漆树科植物盐肤木 *Rhus chinensis* Mill.、青麸杨 *Rhus potaninii* Maxim. 或红麸杨 *Rhus punjabensis* Stew. var. *sinica*（Diels）Rchd. et Wils. 叶上的虫瘿，主要由五倍子蚜 *Melaphis chinensis* (Bell) Baker 寄生而成。

性味归经　酸、涩，寒。归肺、大肠、肾经。

功　　效　敛肺降火，涩肠止泻，涩精止遗，敛汗止血，收湿敛疮。

临床应用　咳嗽，咯血；久泻，久痢；遗精，滑精；自汗，盗汗；崩漏。

性能特点　本品收涩作用较强，且涩中有清，能清热降火，滑脱证兼有热者尤宜。内服本品有敛肺止咳，涩肠止泻，涩精止遗，止汗止血作用，广泛用于肺虚久咳、久泻久痢、遗精滑精、自汗盗汗、出血不止。

用法用量　内服：煎服，3～6克；入丸、散服，1～1.5克。外用：适量。研末外敷或煎汤熏洗。

使用注意　湿热泻痢者忌用；不宜过量服用，以免损害肝脏；局部应用，可能有刺激症状。

收涩药 → 敛肺涩肠药

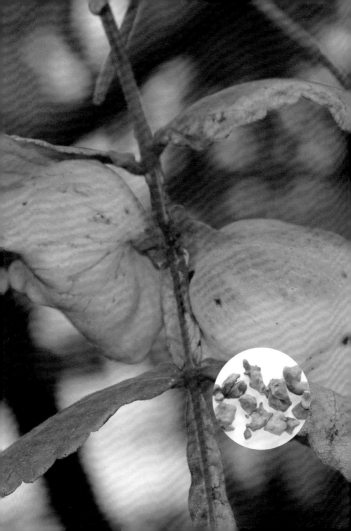

罂粟壳

基　原　本品为罂粟科植物罂粟 *Papaver somniferum* L. 成熟蒴果的外壳。

性味归经　酸、涩，平；有毒。归肺、大肠、肾经。

功　效　敛肺，涩肠，止痛。

临床应用　肺虚久咳；久泻久痢；疼痛证。

性能特点　本品酸涩收敛，具有较强的敛肺止咳、涩肠止泻作用，适用于肺虚久咳不止、久泻久痢而无邪滞者；还有良好的麻醉止痛作用。然本品有毒，易成瘾，不宜长期服用。

用法用量　内服：煎服，3~6克。止咳蜜炙用，止血止痛醋炒用。

使用注意　本品过量或持续服用易成瘾，不宜常服；咳嗽或泻痢初起邪实者忌用；孕妇及儿童禁用。

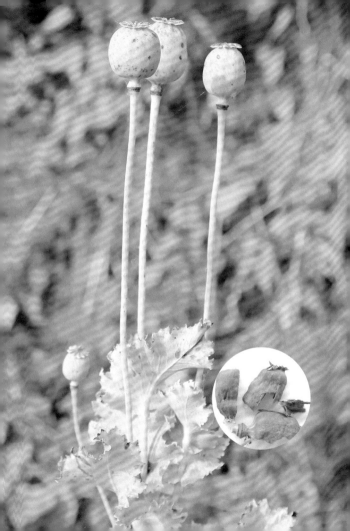

诃子

基　原　本品为使君子科植物诃子 *Terminalia chebula* Retz.或绒毛诃子 *Terminalia chebula* Retz. var. *tomentella* Kurt.的成熟果实。

性味归经　苦、酸、涩，平。归肺、大肠经。

功　效　涩肠止泻，敛肺止咳，降火利咽。

临床应用　久泻久痢；久咳，失音。

性能特点　本品酸涩性收，入大肠，善涩肠止泻，为治疗久泻、久痢之常用药物；又味苦清降，入肺经，既敛肺下气止咳，又清肺利咽开音，为治久咳、失音之要药。

用法用量　内服：煎服，3～10克。涩肠止泻宜煨用，敛肺清热、利咽开音宜生用。

使用注意　凡外有表邪、内有湿热积滞者忌用。

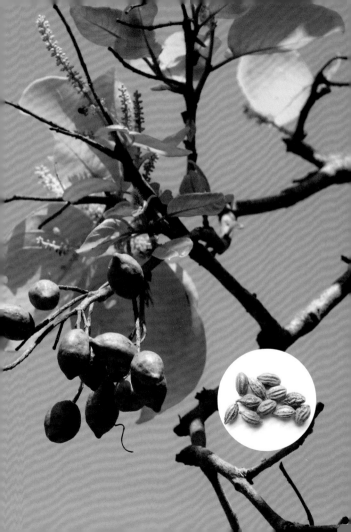

石榴皮

基　　原　本品为石榴科植物石榴*Punica granatum* L. 的果皮。

性味归经　酸、涩，温。归大肠经。

功　　效　涩肠止泻，止血，驱虫。

临床应用　久泻，久痢；便血，崩漏；虫积腹痛。

性能特点　本品酸涩收敛，专入大肠经，能涩肠道、止泻痢，为治疗久泻久痢之常用药；又有收敛止血之功，善治下焦便血、崩漏；尚能驱杀多种肠道寄生虫。

用法用量　内服：煎服，3～9克。入汤剂生用，入丸、散多炒用，止血多炒炭用。

使用注意　泻痢初起者忌用。

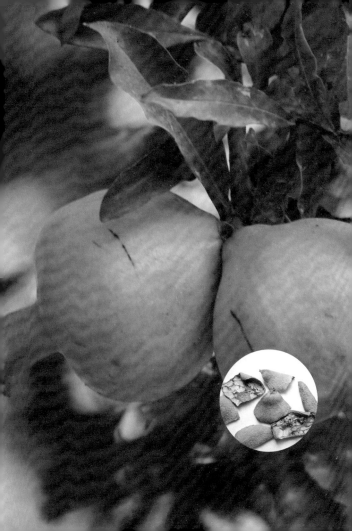

肉豆蔻

基　原　本品为肉豆蔻科植物肉豆蔻*Myristica fragrans* Houtt的成熟种仁。

性味归经　辛，温。归脾、胃、大肠经。

功　效　温中行气，涩肠止泻。

临床应用　虚寒泻痢；胃寒气滞证。

性能特点　本品辛香温燥而涩，涩中有行，有涩而不滞的特点。本品善暖脾胃，固大肠，为治疗虚寒性泻痢要药，尤善治脾肾阳虚，五更泄泻；还常用于胃寒气滞之脘腹胀痛。

用法用量　内服：煎服，3～10克；入丸、散服，0.5～1克。内服须煨熟去油用。

使用注意　湿热泻痢者忌用。

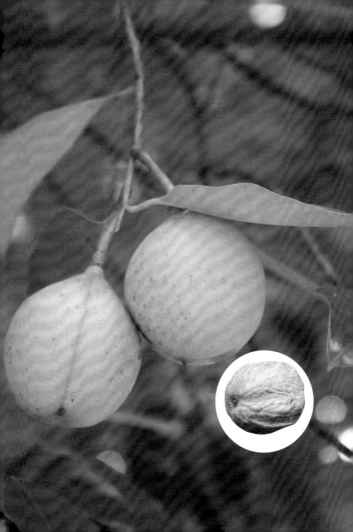

山茱萸

SHAN ZHU YU

基　原　本品为山茱萸科植物山茱萸 *Cornus officinalis* Sieb. et Zucc. 的成熟果肉。

性味归经　酸、涩，微温。归肝、肾经。

功　效　补益肝肾，收涩固脱。

临床应用　肝肾不足证；遗精滑精，遗尿尿频；崩漏带下；大汗不止。

性能特点　本品酸微温，质润，其性温而不燥，补而不峻，既益肾精，又助肾阳，为平补阴阳之要药。肝肾阴虚证、肾阳亏虚证均可配伍用之。本品补益之中又具封藏之功，可固精止遗，固冲止血，敛汗固脱。

用法用量　内服：煎服，6～12克，急救固脱，20～30克。

使用注意　素有湿热而致小便淋涩者，不宜应用。

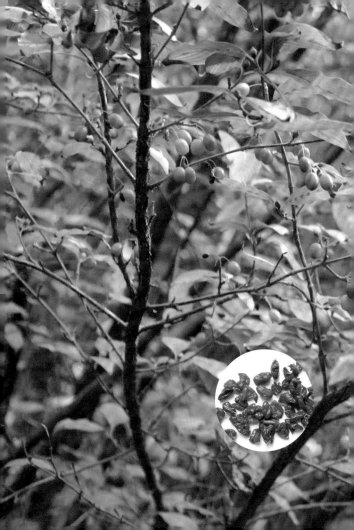

金樱子

基　原　本品为蔷薇科植物金樱子*Rosa laevigata* Michx.的成熟果实。

性味归经　酸、甘、涩，平。归肾、膀胱、大肠经。

功　效　固精缩尿，固崩止带，涩肠止泻。

临床应用　遗精滑精，遗尿尿频；久泻，久痢。

性能特点　本品功专固敛，能固精缩尿，固崩止带，涩肠止泻，适用于精关不固之遗精滑精、膀胱失约之遗尿尿频、冲任不固之崩漏、带脉不束之带下过多、大肠失固之久泻久痢。

用法用量　内服：煎服，6~12克。

使用注意　有实火邪热者禁服。

收涩药 → 固精缩尿止带药

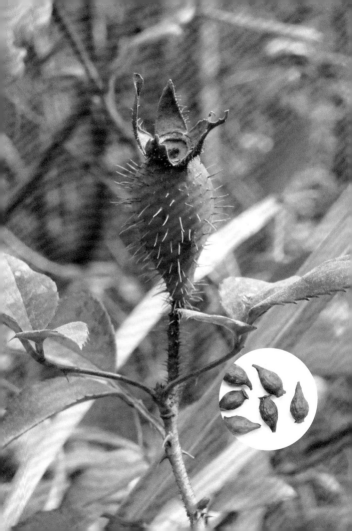

莲子

基　原　本品为睡莲科植物莲 *Nelumbo nucifera* Gaertn. 的成熟种子。

性味归经　甘、涩，平。归脾、肾、心经。

功　效　补脾止泻，止带，益肾涩精，养心安神。

临床应用　脾虚泄泻；带下证；遗精滑精；失眠心悸。

性能特点　本品甘可补益，涩可固涩，又性平力缓，为药食两用、补涩兼施之佳品。本品入脾、肾经，补益脾肾又止泻、固精、止带，用于脾虚食少泄泻、肾虚遗精、滑精带下；又入心经，养心血，益肾气，交通心肾而有安神之功。

用法用量　内服：煎服，6~15克，去心打碎用。

使用注意　大便燥结者忌服。

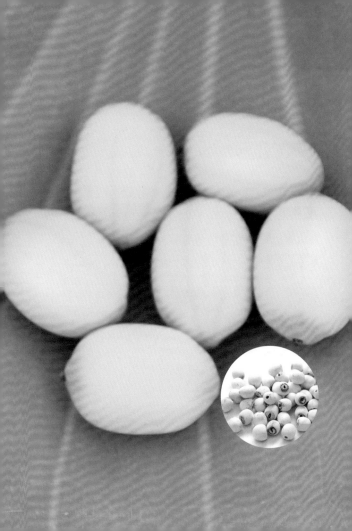

芡实

基　原　本品为睡莲科植物芡 *Euryale ferox* Salisb. 的成熟种仁。

性味归经　甘、涩，平。归脾、肾经。

功　效　益肾固精，补脾止泻，除湿止带。

临床应用　遗精滑精；脾虚久泻；带下证。

性能特点　本品甘涩性平，主归脾、肾经，补中兼涩，既益肾健脾，又固精，止带，止泻，作用与莲子相似，用于肾虚遗精遗尿、脾肾两虚带下、脾虚食少泄泻等。然本品益脾肾固涩之中，又能除湿止带，故为治疗虚、实带下之品。

用法用量　内服：煎服，9~15克。

使用注意　大小便不利者慎服。

602 | 603　中药学药物速认速查小红书

收涩药 → 固精缩尿止带药

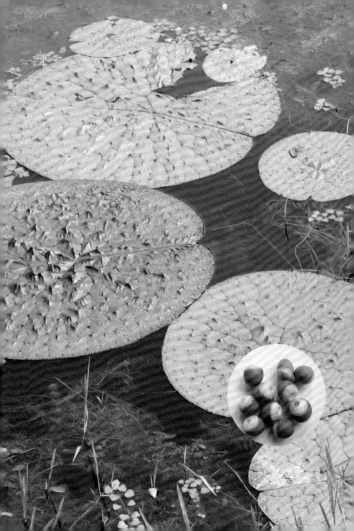

涌吐药

YONG TU YAO

瓜蒂

基　原　本品为葫芦科植物甜瓜 *Cucumis melo* L. 的果蒂。

性味归经　苦，寒；有毒。归胃经。

功　效　涌吐，祛湿热。

临床应用　热痰，宿食；湿热黄疸。

性能特点　本品味苦涌泄，性寒泄热。本品善涌吐热痰、宿食，为常用之涌吐药，用治痰热郁积胸中之癫痫惊狂，或宿食、毒物停聚胃脘而致胸脘痞硬等证；尚可行水湿、退黄疸，用于湿热黄疸。

用法用量　内服：煎服，2.5~5克；入丸、散剂，0.3~1克。外用：小量；研末吹鼻，待鼻中流出黄水即可停药。

使用注意　体虚、吐血、咯血、胃弱、上部无实邪者及孕妇忌用。

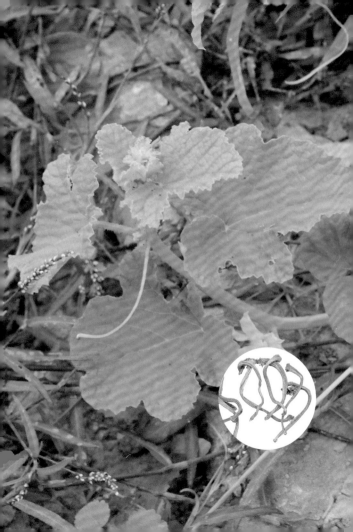

藜芦

LI LU

基　原　本品为百合科植物藜芦*Veratrum nigrum* L.的干燥根及根茎。

性味归经　辛、苦，寒；有毒。归肺、胃、肝经。

功　效　涌吐风痰，杀虫疗疮。

临床应用　脑卒中，癫痫，喉痹；疥癣秃疮。

性能特点　本品辛开苦泄，宣壅导滞。本品内服有较强的催吐作用，善吐风痰，治脑卒中、癫痫、喉痹等症见痰涎壅盛者；外用能杀虫疗疮，治疥癣秃疮。

用法用量　内服：入丸、散，0.3～0.9克。外用：适量，研末油调敷。

使用注意　毒性强烈，内服宜慎；体弱、素有失血者及孕妇忌服；反细辛、芍药及人参、丹参、玄参、沙参、苦参；若服后吐不止，饮葱汤解。

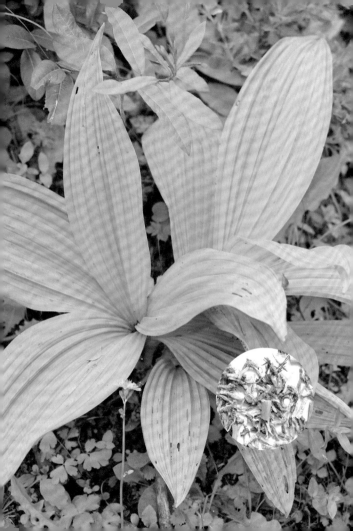

杀虫止痒药

SHA CHONG ZHI YANG YAO

雄黄

XIONG HUANG

基　原　本品为硫化物类矿物雄黄族雄黄，主含二硫化二砷（As_2S_2）。

性味归经　辛，温；有毒。归肝、大肠经。

功　效　解毒杀虫，燥湿祛痰，截疟。

临床应用　痈肿疔疮，湿疹疥癣，虫蛇咬伤以及虫积腹痛等。

性能特点　本品性温燥，为有毒之品，善于攻毒杀虫，兼有截疟、定惊之效。本品外用可治疮痈疔毒、湿疹、疥癣、虫蛇咬伤等症；内服可治虫积腹痛、癫痫等。

用法用量　内服：入丸、散用，0.05～0.1克。外用：适量，研末调敷。

使用注意　内服宜慎，不可久服；外用不宜大面积涂擦及长期持续使用；孕妇禁用；切忌火煅。

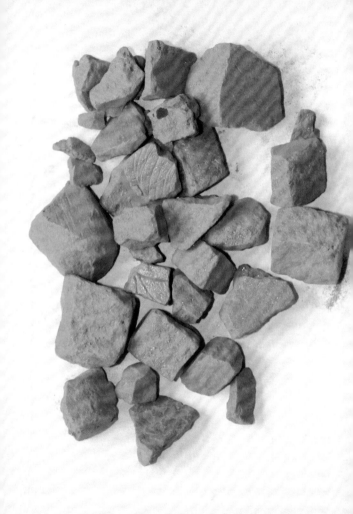

硫黄

基　原　本品为自然元素类矿物硫族自然硫。

性味归经　酸，温；有毒。归肾、大肠经。

功　效　外用解毒杀虫止痒；内服补火助阳通便。

临床应用　疥癣，湿疹，阴疽疮疡；阳痿，虚寒哮喘，虚冷便秘。

性能特点　本品为酸温有毒之品，外能解毒杀虫止痒，为治疥癣、湿疹、阴疽诸疮皮肤瘙痒的要药；又因硫黄为纯阳之品，入肾经，大补命门真火，适用于肾阳不足、命门火衰所致的阳痿、哮喘、便秘等症。

用法用量　内服：1.5～3克，炮制后入丸、散服。外用：适量，研末敷或加油调敷患处。

使用注意　内服宜慎，过量易中毒；阴虚火旺者及孕妇忌服；不宜与芒硝、玄明粉同用。

杀虫止痒药

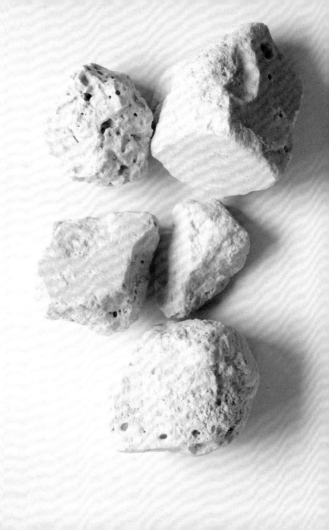

土荆皮

基　原　本品为松科植物金钱松*Pseudolarix kaempferi* Cord. 的根皮或近根树皮。

性味归经　辛，温；有毒。归肺、脾经。

功　效　杀虫，疗癣，止痒。

临床应用　体癣，手足癣，头癣；湿疹，皮炎。

性能特点　本品为辛温有毒之品，外用功专杀虫疗癣，止痒。凡体癣、头癣、手足癣等多种癣所致的皮肤瘙痒，皆可应用；又因其止痒作用突出，亦可治疗湿疹、皮炎之瘙痒。

用法用量　外用：适量，浸酒或醋涂擦，或研末调涂患处。

使用注意　仅供外用，不可内服。

杀虫止痒药

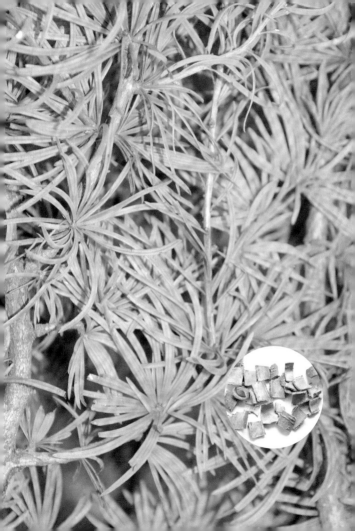

蜂房

基　原　本品为胡蜂科昆虫果马蜂*Polistes olivaceous*（DeGeer）、日本长脚胡蜂*Polistes japonicus* Saussure或异腹胡蜂*Parapolybia varia* Fabricius的巢。

性味归经　甘，平。归胃经。

功　效　攻毒杀虫，祛风止痛。

临床应用　疮疡肿毒，顽癣瘙痒；风湿痹痛，牙痛。

性能特点　本品为甘平有毒之品，功善攻毒杀虫，尤为外科所常用。凡痈疽疮肿、瘰疬、疥癣、癌肿，皆取其攻毒杀虫，攻坚破积之作用。本品质轻，且性善走窜，又可祛风止痛，凡风湿痹痛、风疹瘙痒者，通过配伍亦常用之。

用法用量　内服：3～5克。外用：适量，研末用油调敷或煎水漱口，或熏洗患处。

使用注意　气虚血弱及肾功能不全者慎服。

618 | 619　中药学药物速认速查小红书

杀虫止痒药

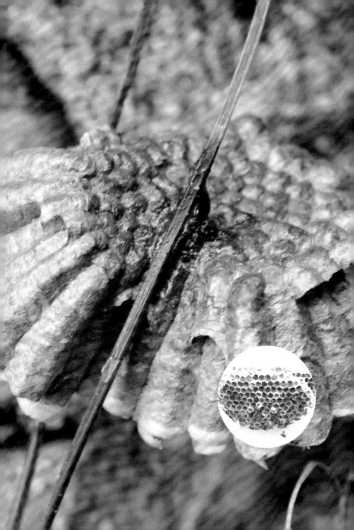

大蒜

基　　原　本品为百合科植物大蒜*Allium sativum* L.的鳞茎。

性味归经　辛，温。归脾、胃、肺经。

功　　效　解毒消肿，杀虫，止痢。

临床应用　痈肿疔毒，疥癣；痢疾，泄泻；蛲虫病，钩虫病。

性能特点　本品辛散温通，为良好的解毒杀虫、消肿之品，对治疗疥癣、肠道寄生虫病尤为适宜；其消肿之功，可单用于疮肿初起；另外，尚可解毒、止痢，亦为治疗泻痢之常用品。临床中还可用本品预防感冒，治疗食鱼蟹中毒。

用法用量　内服：9～15克。外用：适量，捣敷，切片搽或隔蒜灸。

使用注意　阴虚火旺及有目、舌、喉、口齿诸疾者均不宜服；外用易引起皮肤发红，灼热起疱，故不可敷之过久；孕妇忌灌肠用。

杀虫止痒药

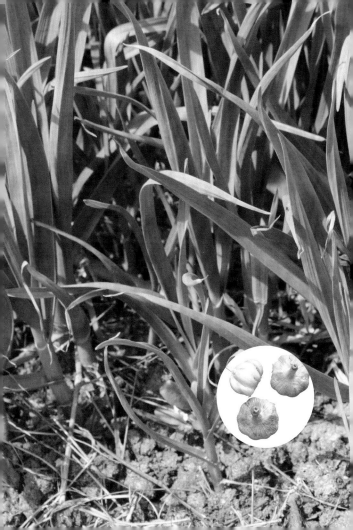

索引

拼音索引

C

D

J

K

L

M

N

R

S

X

Z

笔画索引

二画

三画

四画

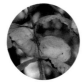

五画

六画

七画

八画

十画

十一画

十二画

十三画